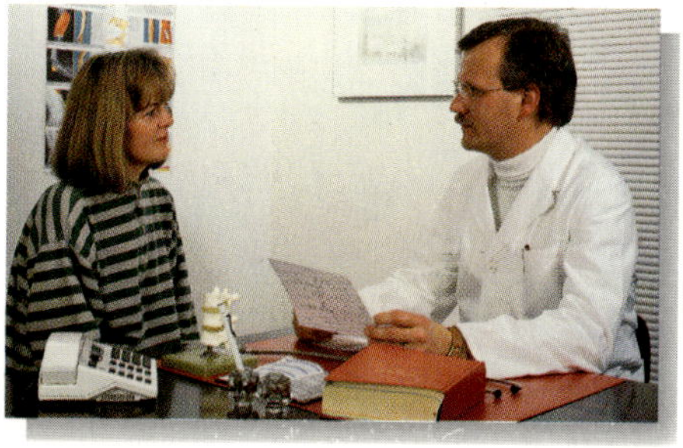

Brustkrebs

GesundheitsRatgeber

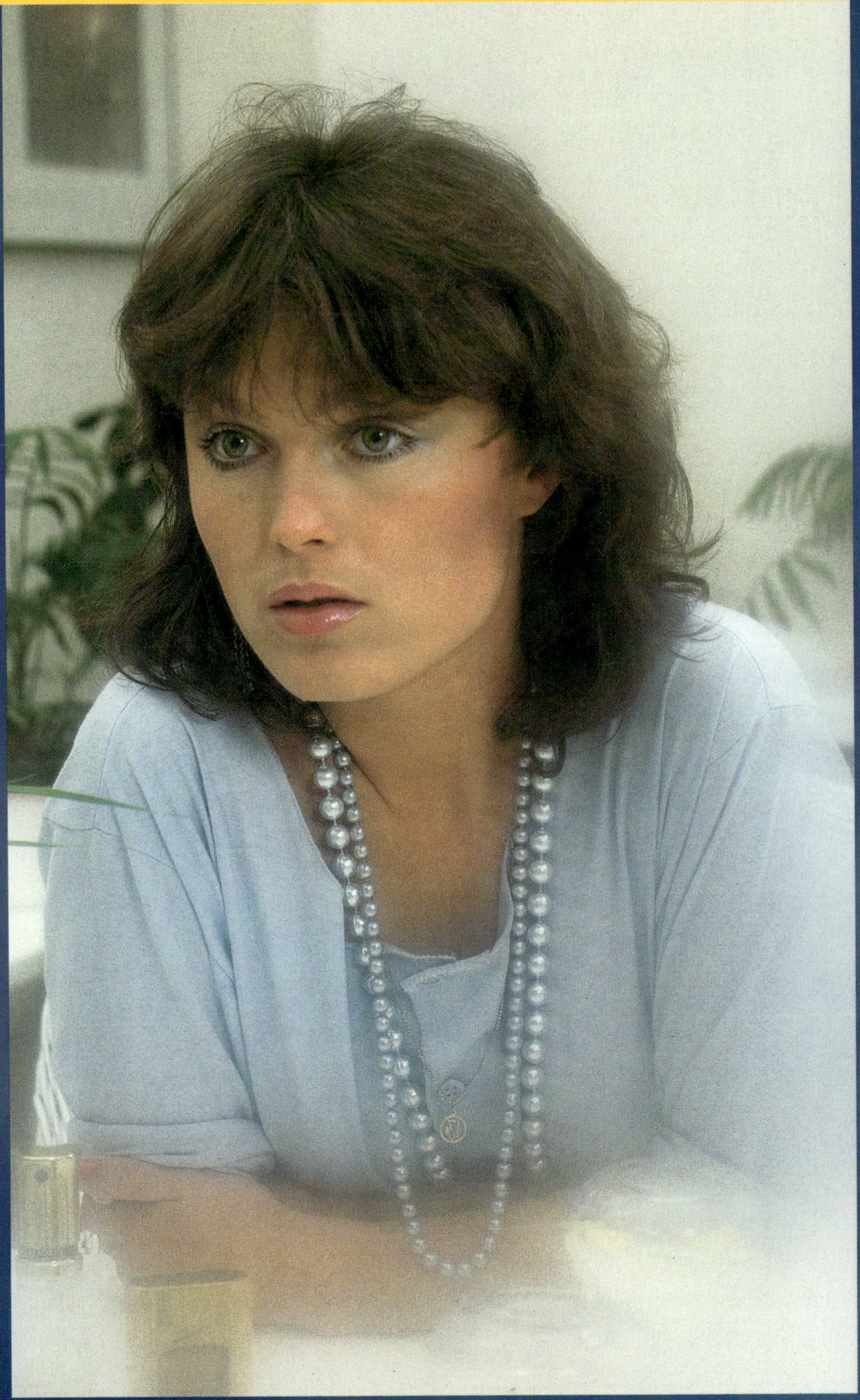

Dr. med. Anton Fechtig

Brustkrebs

FALKEN

Inhalt

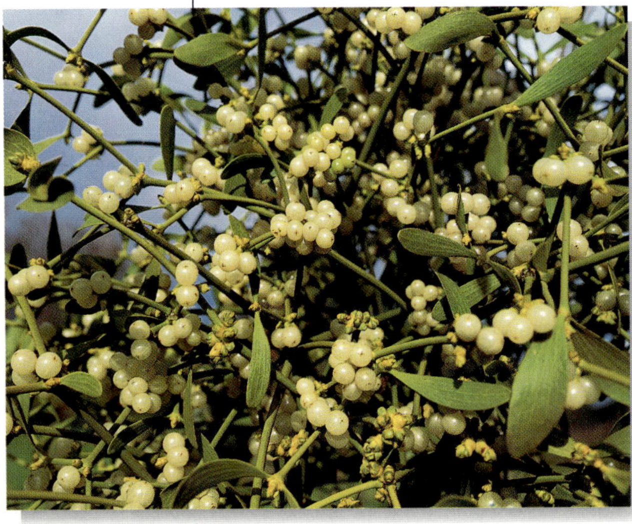

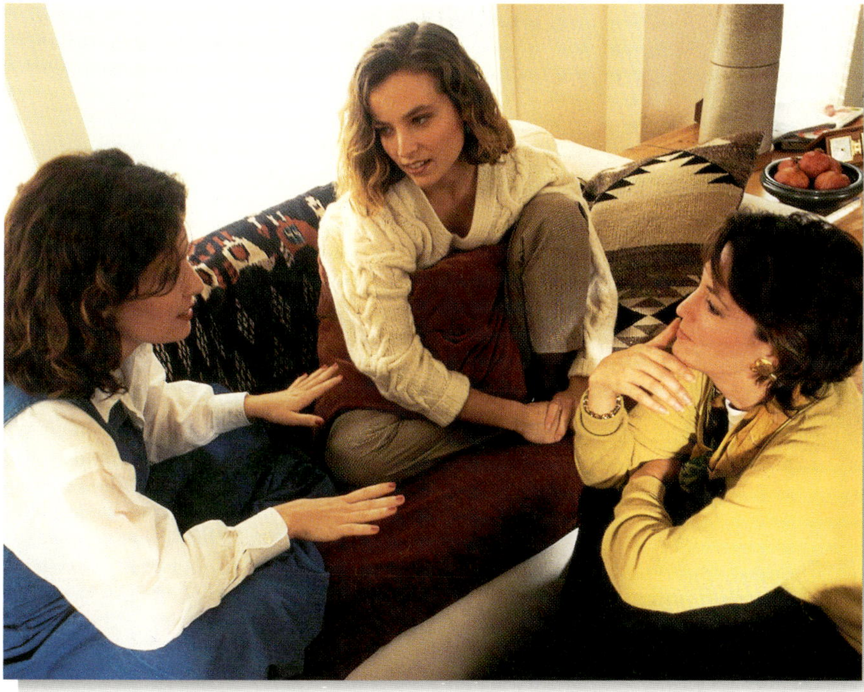

Ein Wort zuvor

Brustkrebs ist heilbar, wenn er rechtzeitig behandelt wird

Der modernen Medizin ist es zu verdanken, dass zahlreiche Krankheiten in den letzten Jahrzehnten ihren Schrecken verloren haben. Viele Erkrankungen, die früher den Tod mit sich brachten, lassen sich heute heilen. Ein herausragendes Beispiel dafür sind die großen Erfolge bei der Behandlung der Infektionskrankheiten.
Eine Krankheit jedoch bereitet uns nach wie vor große Sorgen: Krebs, eine Erkrankung, die sehr unterschiedliche Krankheitsbilder beinhaltet.
Einerseits können beinahe alle Organe des Menschen davon betroffen werden, und in jedem Organ entwickelt sich eine Krebserkrankung mit eigener Charakteristik, eigenem Beschwerdebild, eigener Problematik. Andererseits können auch in einem einzigen Organ ganz unterschiedliche Typen der Krebserkrankungen auftreten. Jeden Patienten mit einer Krebserkrankung muss man deshalb ganz individuell untersuchen, beraten und behandeln. Außerdem muss man herausfinden, wie diese individuelle Krebserkrankung aussieht und welche Besonderheiten ihren Verlauf bestimmen werden. Man hat in diesem Zusammenhang den Begriff der Prognosefaktoren geprägt.
Krebserkrankungen der verschiedenen Organe treten mit unterschiedlicher Häufigkeit und Wahrscheinlichkeit auf. Das am häufigsten betroffene Organ des Mannes sind die Bronchien, bei der Frau ist es die Brust.
Brustkrebs ist die häufigste Krebserkrankung der Frau, und in den Ländern der westlichen Welt steigt die Zahl der Erkrankungen. Ging man noch vor wenigen Jahren davon aus, dass jede vierzehnte Frau im Lauf ihres Lebens an Brustkrebs erkrankt, so rechnet man heute mit jeder zehnten Frau. Für alle Frauen, aber auch für unsere gesamte Gesellschaft hat das Thema Brustkrebs demnach eine gewichtige Bedeutung.
Eine verständliche und völlig normale Reaktion ist die Angst vor Krebs. Keiner denkt gern darüber nach, dass er oder sie selbst einmal an Krebs erkranken könnte. Aber diese Krankheit gehört zu unserer Realität, denn Jahr für Jahr erkranken hunderttausende Menschen daran. Trotz unserer Angst und Sorge müssen wir den Tatsachen ins Auge schauen – das gilt auch für den Brustkrebs. Das fällt gewiss nicht leicht, zumal leider oft nur die Gefahren und Probleme, nicht aber die Chancen gesehen werden.
Immer wieder antworten Frauen auf die Frage, warum sie mit ihren Beschwerden nicht eher zum Arzt gegangen seien, sie hätten befürchtet, dass es Krebs sein könnte. Wie kommt es zu dieser Reaktion? Dafür gibt es eine Reihe von Gründen, zum Beispiel:

- Viele wissen nicht, dass Krebs nur heilbar ist, wenn er frühzeitig erkannt und behandelt wird,
- Viele Menschen kennen noch Bilder von Frauen, die zu einer Zeit operiert

wurden, als die Operationstechniken noch wesentlich radikaler waren als heute.

- Nur wenige Frauen wissen, dass man Brustkrebs heute sogar behandeln kann, ohne dass die Brust abgenommen werden muss.
- Immer noch existieren Vorstellungen über die Strahlentherapie, die heute nicht mehr zeitgemäß sind.
- Die Diagnose Krebs wird oft gleichgesetzt mit Chemotherapie und dann mit unstillbarem Erbrechen, Haarausfall, Schmerzen und Tod.

Vielerorts fehlt es heute noch an Aufklärung über die Bedeutung der Früherkennung, die Anzeichen, die auf eine Erkrankung hinweisen, und über die Möglichkeiten der modernen Krebsbehandlung.
Und es mangelt vor allem an jener Aufklärung, die Angst nehmen kann und die Eigenverantwortung stärkt. Über die Tumortherapie findet man noch viel zu oft unzeitgemäße Vorstellungen, die Ängste verursachen und zur Verdrängung des Problems und damit letztlich zur Verschleppung der Diagnose führen.
Hier aber liegt das Kernproblem: Brustkrebs ist nämlich grundsätzlich heilbar – aber nur, wenn er früh genug erkannt und korrekt behandelt wird. Daher hat dieses Buch zwei ganz besondere Anliegen:

- es soll gesunde Frauen motivieren, an der Krebsvorsorge teilzunehmen – auch durch Selbstuntersuchung,
- es soll den an Brustkrebs erkrankten Frauen Hilfestellungen geben, um ihre Krankheit zu verstehen und aktiv damit umgehen zu können.

In vielen Fällen kann man Brustkrebs behandeln, ohne dass die Brust abgenommen werden muss

Und nicht zuletzt soll dieser Ratgeber auch dazu beitragen, unnötige Ängste abzubauen und berechtigte Hoffnungen zu wecken – vor allem natürlich die Hoffnung auf Heilung.

Anton Fechtig

Was ist Brustkrebs?

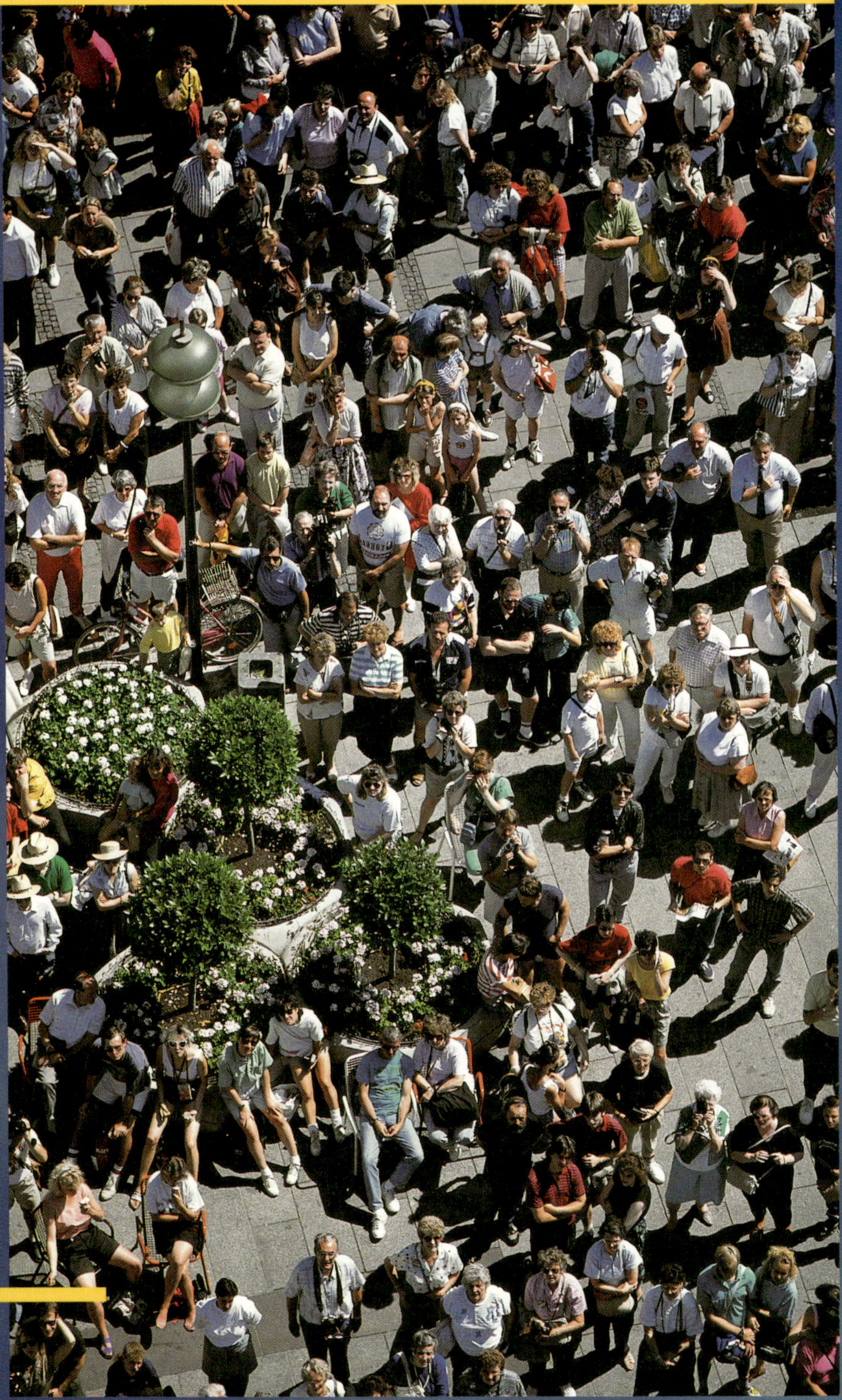

Wissenswertes über Krebs

Krebserkrankungen stellen eines der wichtigsten medizinischen Probleme unserer Zeit dar. Das war nicht immer so. Da die Häufigkeit der Krebserkrankungen mit dem Alter zunimmt, spielte die Krankheit zu den Zeiten, als nur wenige Menschen älter als vierzig bis fünfzig Jahre wurden, eine untergeordnete Rolle. Damals hatte man vorwiegend mit Infektionserkrankungen zu kämpfen wie Tuberkulose, Pest, Cholera, Typhus, die teilweise als Epidemie auftraten und halbe Städte hinwegrafften. Diese Krankheiten haben wir heute in unseren Breiten weitgehend medizinisch im Griff.
Den Krebserkrankungen aber kommt heutzutage eine immer größere Bedeutung zu, denn die Menschen werden wesentlich älter: Männer durchschnittlich knapp über siebzig Jahre, Frauen sogar deutlich darüber. Nach den Krankheiten des Herz-Kreislauf-Systems sind Krebserkrankungen die zweithäufigste Todesursache in den Industrieländern.

Krebs – was ist das?

Was verbirgt sich hinter diesem Wort? Krebs ist die Bezeichnung für bösartige Geschwülste. In der medizinischen Fachsprache verwendet man dafür den Begriff Karzinom.
Das Karzinom ist ganz allgemein eine bösartige Geschwulst, die von einem oberflächenbildenden Gewebe (Epithelgewebe) ausgeht. Dabei kommen auch Oberflächen innerer Organe in Frage, so zum Beispiel die der Bronchien, des Darms oder des Magens. Im Bereich der Brust geht das Karzinom von der Oberfläche (dem Epithelgewebe) der Milchgänge oder der Drüsenläppchen aus.
Daneben gibt es aber auch bösartige Geschwülste, die von dem Gewebe unterhalb dieser Oberflächen ausgehen. Dieses Gewebe nennt man in seiner Gesamtheit Mesenchym, und die davon ausgehenden bösartigen Geschwülste heißen Sarkome.
Brustkrebs ist also eine bösartige Geschwulst, der medizinische Begriff dafür lautet Mammakarzinom (lateinisch: mamma, die Brust).
Das Mammakarzinom kann von der Oberfläche der Milchgänge (duktales Karzinom) oder von den Drüsenläppchen (lobuläres Karzinom) ausgehen.

Krebs ist die Bezeichnung für bösartige Geschwülste, die Mediziner Karzinome nennen

Wie entsteht Brustkrebs?

Die Entstehung jeder bösartigen Geschwulst läuft prinzipiell gleichartig ab: Jeden Tag, ja, jede Minute verändern sich (mutieren) einige wenige der vielen Milliarden Zellen in unserem Körper. Diese veränderten Zellen können im allgemeinen problemlos durch unser Immunsystem kontrolliert und beseitigt werden. Irgendwann aber kann es passieren, dass diese Kontrolle durch eine vorübergehende

Beeinträchtigung unserer körpereigenen Abwehrsysteme nicht funktioniert oder durch einen sehr massiven Reiz auf bestimmte Körpergewebe dort zu viele solcher Zellen entstehen. Dann ist unser Immunsystem überfordert. Diese besonderen Reize, die eine Veränderung von Körperzellen bewirken können, nennt man Kanzerogene. Dazu gehören:

- radioaktive Strahlung,
- ultraviolette Strahlen,
- verschiedene chemische Substanzen, zum Beispiel Benzol, chlorierte Kohlenwasserstoffe wie PVC, PCB, DDT, aromatische Amine (Anilin), Asbest und andere,
- Naturstoffe wie Tabak,
- Virusinfektionen.

Diese Einflüsse bewirken im Allgemeinen erst dann eine Krebsentstehung, wenn auch eine gewisse genetische Veranlagung oder Bereitschaft hinzukommt. Das erklärt, warum der eine ein Leben lang raucht, ohne an Lungenkrebs zu erkranken, der andere dagegen schon mehr oder weniger früh betroffen ist. Echte Krebsgene, die fast automatisch zur Krebserkrankung führen, findet man allerdings nur sehr selten, in weniger als fünf Prozent aller Krankheitsfälle. Dabei handelt es sich fast immer um Frauen, in deren Familie schon früher Krebserkrankungen der Brust oder der Eierstöcke gehäuft vorgekommen sind.

So sieht ein gesundes Drüsengewebe der Brustdrüse in einer (Vergrößerung 50:1) Mikroaufnahme aus

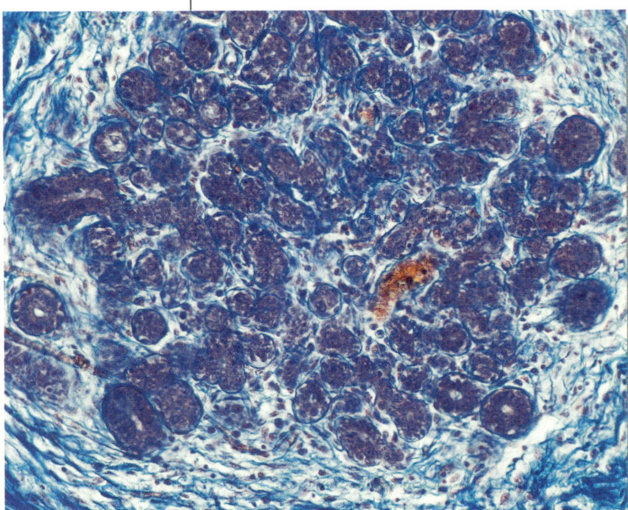

Wachstum des Tumors

Ist es einmal dazu gekommen, dass Zellen sich wie beschrieben verändert haben (entartet sind), so zeigt sich eine typische Entwicklung. Diese Zellen wachsen jetzt unkontrolliert (autonom), sie reagieren also nicht mehr auf die normale Regulation des Körpergewebes. Dabei läuft der ganze Prozess meist über einige Jahre in einer Größenordnung, die mit den klinischen Untersuchungsmethoden nicht erfassbar ist.

Ein Tumor mit einem Milliliter Volumen enthält bereits bis zu einer Milliarde Tumorzellen. Wenn ein Brustkrebs tastbar wird, hat er oft schon einen Durchmesser von fast zwei Zentimetern. Dieser Tumor kann dann bereits bis zu zehn Jahre alt sein.

Die Zellen bösartiger Geschwülste sind nicht nur in ihrem Wachstum und ihrer Zellteilung außer Kontrolle, sie produzieren auch besondere Eiweiße (Enzyme), mit denen sie in das Nachbargewebe und auch in Lymph- und Blutgefäße eindringen können. Diesen Prozess nennt man Invasion. Durch sie kann es – mit der Bildung von Absiedlungen oder Tochtergeschwülsten

(Metastasen) in anderen Organen – zur Ausbreitung des Tumors im ganzen Körper kommen.
Brustkrebs bildet besonders häufig Metastasen im Knochensystem, zum Beispiel in der Wirbelsäule, daneben aber auch in der Leber, in der Lunge und im Gehirn.

Brustkrebs – der Ablauf

Letztlich bleibt festzuhalten: Der Krebs, an dem wir erkranken, entsteht aus Zellen unseres eigenen Körpers. Brustkrebs besteht aus Zellen der Milchgänge oder Milchdrüsenläppchen, die aus irgendwelchen Gründen unkontrolliert wachsen, sich vermehren und in das Nachbargewebe eindringen. Wenn Brustkrebs nicht rechtzeitig erkannt und behandelt wird, gelangen diese Zellen dann in Blut- oder Lymphgefäße, werden im Körper verteilt und können dann in den verschiedensten Organen Tochtergeschwülste bilden.
Durch diese Prozesse wird die ursprüngliche Erkrankung des einen Organs Brust zu einer Erkrankung des gesamten Körpers. Sie führt irgendwann über Komplikationen in den nach und nach befallenen Organen oder durch allgemeine Auszehrung zum Tod. Es gilt, dieser Entwicklung durch die ärztliche Behandlung entgegenzuwirken und sie, wo immer möglich, zu verhindern.
Die bisherige allgemeine Beschreibung der Krebsentwicklung berücksichtigt nicht, dass jede Krebserkrankung ein ganz individueller Fall ist. Selbst bei einem einzelnen betroffenen Organ gibt es Unterschiede zwischen Krebs und Krebs. Jede bösartige Geschwulst besitzt ihre ganz speziellen Eigenschaften.
Diese Unterschiede kann man heute durch die mikroskopische sowie durch eine Vielzahl von biochemischen Untersuchungen des Tumorgewebes feststellen. Die Untersuchungen erfolgen an dem durch eine Operation entfernten Gewebe. Ihre Ergebnisse sind die Basis für die eigens auf die Patientin abgestimmte Behandlung.

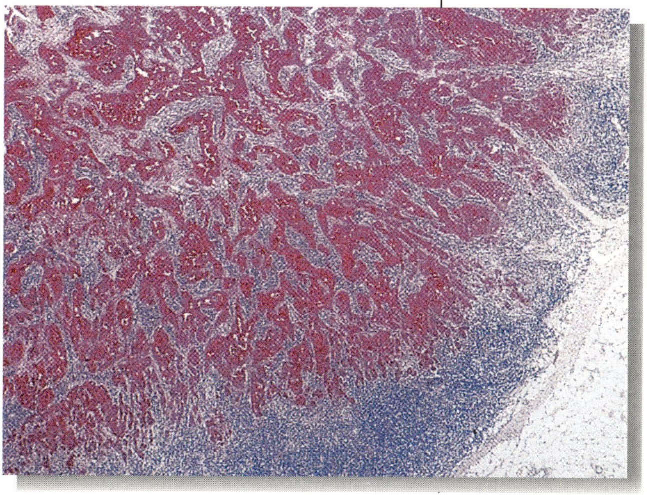

Diese Mikroaufnahme (Vergrößerung 5:1) zeigt ein bösartiges Geschwulst der Brustdrüse

Der Tumor wird charakterisiert

Um der Patientin eine optimale und stadienangepasste Behandlung zu gewährleisten, wird eine Reihe von Untersuchungen routinemäßig durchgeführt, die zum Ziel hat, möglichst viel über den konkreten Tumor zu erfahren, in der Fachsprache nennt man das: einen Tumor charakterisieren.
Zu diesen Untersuchungen gehören:
- die Bestimmung der Tumorgröße;
- die feingewebliche Untersuchung

des Tumors, sie macht Aussagen über die Herkunft der Zellen (Milchgänge oder Milchdrüsenläppchen), außerdem über das Einwachsen ins Nachbargewebe oder das Eindringen von Tumorzellen in die Blut- oder Lymphgefäße;

- die Bestimmung des Differenzierungsgrades, das ist sozusagen die Ähnlichkeit mit normalen Zellen als Zeichen für die Reife des Tumors;
- die Untersuchung der Achsellymphknoten, um festzustellen, ob hier ein Tumorbefall vorliegt oder nicht;
- eine Untersuchung, ob sogenannte Hormonrezeptoren vorhanden sind, die auf eine Beeinflussbarkeit durch Hormone hinweisen; diese Hormonrezeptoren sind bestimmte Bereiche der Zelloberfläche, über welche die Hormone an diese Zelle ihre Wirkung vermitteln.

Das Risiko, an Brustkrebs zu erkranken

Risikofaktoren	Erhöhtes Risiko
Brustkrebs in der eigenen Vorgeschichte	5–10fach
Brustkrebs der Mutter, einer Schwester oder einer Tante	1,5–9fach
Gutartige Veränderungen der Brust mit Tendenz zur Gewebsneubildung (proliferative Mastopathie)	2fach
Gutartige Veränderungen der Brust mit nicht mehr normaler Zellschichtung (Mastopathie mit Atypien)	4fach
Erste Monatsblutung (Menarche) vor dem 12. Lebensjahr	2fach
Letzte Monatsblutung (Menopause) nach dem 52. Lebensjahr	2fach
Kinderlosigkeit, ohne über längere Zeit die Pille genommen zu haben	2–2,4fach
Späte erste Schwangerschaft (nach dem 30. Lebensjahr), ohne über längere Zeit die Pille genommen zu haben	2–2,4fach
Seltene Monatsblutungen (Oligomenorrhoe)	2fach
Übergewicht nach den Wechseljahren	3fach

Zu diesem ganzen Komplex der Untersuchungen gehören auch die sogenannten neuen Prognosefaktoren, das sind biochemisch nachweisbare Eigenschaften der Tumorzellen. Diese Faktoren ermöglichen Aussagen über die vermutliche Wachstumsgeschwindigkeit des Tumors sowie über die Aggressivität, mit der er zur Ausbildung von Tochtergeschwülsten neigt. Sie zählen aber noch nicht zur Routine, da die Wertigkeit dieser Untersuchungen erst noch in klinischen Studien festgelegt werden muss.
Alle diese Kriterien lassen sich jedoch nicht von vornherein erkennen, sie sind also weder sichtbar noch tastbar, sondern erst am operativ aus der Brust entfernten Tumorgewebe zu bestimmen.

Risikofaktoren

Man muss heute davon ausgehen, dass jede zehnte Frau im Lauf ihres Lebens an Brustkrebs erkranken wird. Neuere Untersuchungen weisen auf einen weiteren Anstieg des Brustkrebsrisikos hin. Man weiß aber, dass nicht alle Frauen dasselbe, sondern dass einige ein zum Teil deutlich höheres, andere dagegen ein niedrigeres Brustkrebsrisiko haben. Inzwischen kennt man eine Vielzahl von Faktoren, die es erlauben, das individuelle Risiko abzuschätzen (vergleiche Tabelle links).
Der Zusammenhang zwischen hohem Lebensalter und Krebsrisko wurde bereits erläutert. Es gibt weitere Risikofaktoren, von denen man noch nicht weiß, um wieviel sie das Risiko erhöhen, zum Beispiel:

- bei Frauen, die nicht oder nur kurze Zeit gestillt haben,
- das Rauchen,
- fettreiches Essen – es ist auffällig, dass Brustkrebs in den Wohlstandsgesellschaften der westlichen Welt deutlich häufiger auftritt als in den Entwicklungsländern.

Außerdem werden derzeit immer wieder weitere Faktoren veröffentlicht, die aber in ihrer Bedeutung noch überprüft werden müssen. So wurde in jüngster Zeit hingewiesen auf ein erhöhtes Brustkrebsrisiko bei Frauen,

- die eine oder mehrere Fehlgeburten erlebt haben;
- die mit einem höheren Geburtsgewicht geboren worden sind (4000 Gramm oder mehr) – ein Geburtsgewicht von unter 2500 Gramm oder eine Frühgeburt sollen dagegen mit einem erniedrigten Brustkrebsrisiko einhergehen;
- die zur Zeit der Wechseljahre und danach eine überdurchschnittlich gute Knochendichte haben.

Sicherlich wird man zukünftig weitere Risikofaktoren diskutieren. Welche davon tatsächlich bedeutsam sind, lässt sich jetzt noch nicht gültig beurteilen.

Es gibt eine Reihe von Faktoren, die eine Einschätzung des Krebsrisikos erlauben

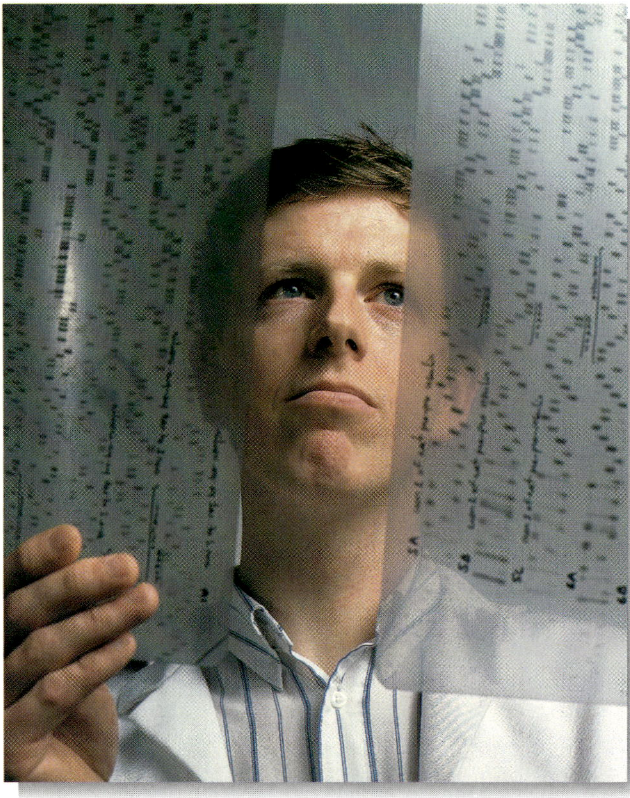

Durch genetische Untersuchungen hat man bisher zwei Brustkrebsgene nachgewiesen

Tatsache ist, dass sich die Mehrzahl der genannten Faktoren überhaupt nicht beeinflussen lässt. Doch jede Frau kann daraus eine Konsequenz ziehen: regelmäßige Vorsorge mit dem Ziel der Früherkennung einer möglichen Krebserkrankung.

Genetisches Risiko

Eine eigene vorangegangene Krebserkrankung einer Brust zeigt eindeutig eine vorhandene Bereitschaft des Gewebes zur Krebsentwicklung. Krebserkrankungen in der Familie können schon vorher auf eine solche Bereitschaft hinweisen. Aber: Nur 5 Prozent aller Brustkrebsfälle beruhen allein auf einer genetischen Ursache, sind also in den Erbanlagen fixiert. Das sind bei rund 43000 Neuerkrankungen pro Jahr etwa 2500 Fälle.

Zwei für eine Brustkrebserkrankung verantwortliche Gene lassen sich heute nachweisen. Sie heißen: BRCA-1 und BRCA-2 (Breast-Cancer-Gen 1 und 2 = Brustkrebsgen 1 und 2). Man vermutet, dass es noch mindestens zwei weitere derartige Gene gibt (BRCA-3 und BRCA-4), die man aber derzeit noch nicht nachweisen kann.

Die entsprechende Untersuchung ist noch verhältnismäßig teuer (etwa 2500 DM), so dass man momentan davon absieht, alle Frauen auf Brustkrebsgene hin zu untersuchen. Man empfiehlt diese Untersuchung bei einem deutlich erhöhten Risiko, das heißt, wenn mindestens zwei Verwandte ersten oder zweiten Grades an Brust- oder Eierstockkrebs erkrankt sind und mindestens eine davon dabei jünger als fünfzig Jahre war.

Dieser »Krebstest« birgt noch eine andere Problematik in sich. Wie will und kann die zu untersuchende Frau damit umgehen, wenn der Test positiv ausfällt, also eines der besagten Gene nachweisbar ist?

Immerhin bedeutet diese Information, dass sie im Lauf ihres Lebens mit einer Wahrscheinlichkeit von rund 85 Prozent an Brustkrebs erkranken wird. Dazu kommt ein deutlich erhöhtes Risiko, stattdessen oder zusätzlich auch eine Krebserkrankung der Eierstöcke zu entwickeln.

In den Studien, die sich derzeit bundesweit mit der Beurteilung dieses

Testverfahrens beschäftigen, wird daher eine begleitende Betreuung durch erfahrene Psychologen gefordert. Es ist immerhin eine enorme Bedrohung, die durch das positive Testergebnis zum Ausdruck kommt, und die Verarbeitung dieses Resultats fällt naturgemäß schwer.

Konsequenzen beim positiven »Krebsgentest«

Welche Konsequenzen sind aus einem positiven Testergebnis zu ziehen? Die entscheidende Maßnahme ist eine intensivierte Vorsorge, deren Ziel es sein muss, einen krebsverdächtigen Befund zu entdecken, bevor er größer als einen Zentimeter wird. Das bedeutet eine ärztliche Untersuchung der Brüste alle sechs Monate, optimalerweise ergänzt durch eine Ultraschalluntersuchung beider Brüste. Ab dem dreißigsten Lebensjahr sind jährliche Röntgenuntersuchungen der Brust (Mammographie) eine sinnvolle Ergänzung. Bei besonderen Problemen, zum Beispiel sehr dichtem und daher in der Mammographie schwer beurteilbarem Drüsengewebe, sollte auch die Magnetresonanztomographie (Kernspintomographie) eingesetzt werden. Diese Methode arbeitet nicht mit Röntgenstrahlen, sondern mit magnetischen Feldern und liefert in besonderen Grenzfällen wichtige Zusatzinformationen bei der Beurteilung von Gewebsveränderungen der Brust. Es finden sich immer wieder Stimmen, die einer Frau in einer derartigen Konstellation raten, sich vorsichtshalber beide Brüste amputieren zu lassen. Dieses Vorgehen ist zwar sehr radikal, soll aber eine maximale Sicherheit geben und scheint derzeit vor allem in den USA von etlichen Experten propagiert zu werden.
Ist es aber wirklich gerechtfertigt, einer Frau die Brüste abzunehmen, weil sie ein – wenn auch deutlich – erhöhtes Krebsrisiko in sich trägt? Diese Entscheidung kann letztlich nur die betroffene Frau selbst treffen. Dabei spielen sicherlich auch verschiedene subjektive Faktoren eine nicht unbedeutende Rolle, zum Beispiel das möglicherweise unerträgliche Gefühl, mit einer »Zeitbombe« zu leben.

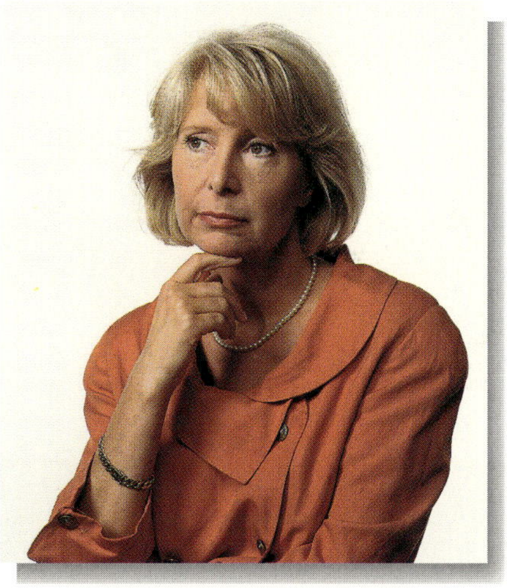

Frauen machen sich Sorgen wegen des genetischen Risikos, doch nur fünf Prozent aller Brustkrebsfälle beruhen allein auf einer genetischen Ursache

Allerdings sollte man zuvor einige Fakten besprechen, die dieser Radikallösung entgegenstehen:
Auch eine Amputation beider Brüste gibt keinen hundertprozentigen Schutz vor Brustkrebs, da zum einen noch Drüsengewebe zurückbleiben und es zum anderen auch von vornherein atypisch gelegene Drüsengewebsanteile geben kann, zum Beispiel in den Achselhöhlen. Durch eine sehr

intensive Vorsorge lässt sich Brustkrebs mit sehr hoher Wahrscheinlichkeit so früh entdecken, dass eine Heilung möglich ist. Warum sollte dann beispielsweise eine dreißigjährige Frau beide Brüste verlieren, wenn sie möglicherweise – und selbst das ist noch nicht einmal ganz sicher – mit vierzig oder fünfzig Jahren eine Brustkrebserkrankung erleiden wird?
Zudem darf nicht vergessen werden, dass die Brust eine ganz besondere Bedeutung hat für das subjektive Wohlbefinden, die eigene – auch die sexuelle – Identität und die Partnerschaft. Daher geben in Deutschland die meisten Ärzte, die mit diesem Problem vertraut sind, der abwartenden Haltung den Vorzug. Sie raten ihren Patientinnen, sich auf die engmaschige Vorsorge zu verlassen.
Auf Wunsch der betroffenen Frau können Vorsorgeuntersuchungen – Untersuchung der Brust durch den Frauenarzt sowie eine Ultraschalluntersuchung – ohne weiteres auch in dreimonatigen Intervallen erfolgen, um das persönliche Gefühl der Sicherheit noch zu erhöhen und Ängsten besser begegnen zu können.

Diese Aufnahme zeigt eine gutartige Gewebsveränderung der Brustdrüse, die sich nur selten zur Bösartigkeit hin entwickelt

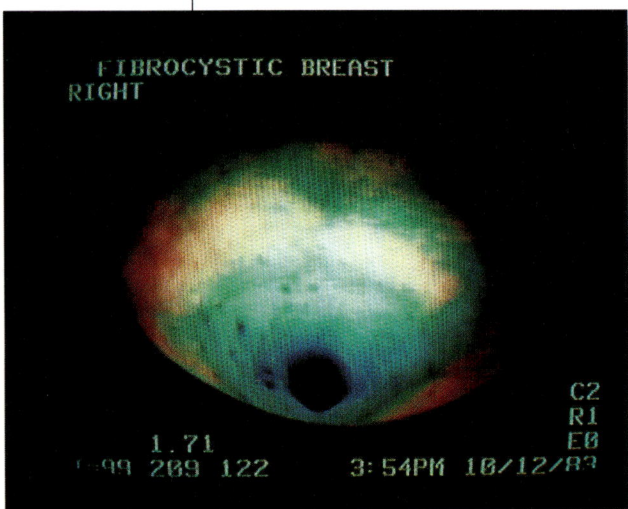

Mastopathie und Brustkrebs

Unsicherheit herrscht bei vielen Frauen über den Zusammenhang zwischen gutartigen Gewebsveränderungen der Brust (in der Fachsprache Mastopathien genannt)und Brustkrebs. Mastopathien entwickeln sich nur sehr selten zur Bösartigkeit. In diesen Fällen findet man – falls wegen eines tastbaren Befundes eine Gewebsprobe entnommen wurde – oft bereits besondere zusätzliche Veränderungen: ein übermäßig verstärktes Wachstum (Proliferation) oder eine Veränderung des normalen Zellverhaltens und der normalen Schichtenbildung des Gewebes (Atypie).
Auf keinen Fall rechtfertigt eine Mastopathie eine ausgedehnte Operation oder gar eine Entfernung der Brust! Eine regelmäßige Vorsorge mit Ultraschalluntersuchungen und jährlicher Mammographie lässt weitergehende Veränderungen im Allgemeinen rechtzeitig erkennen.

Östrogeneinfluss und Brustkrebs

Alle genannten Risikofaktoren, bis auf das hohe Lebensalter, haben einen gemeinsamen Nenner: sie gehen mit einer Verlängerung der Östrogenwirkung im Organismus der Frau einher.

Östrogene sind die weiblichen Geschlechtshormone. Sie werden zum weitaus größten Teil in den Eierstöcken gebildet. Klar gesagt: Diese Östrogene führen nicht zur Entstehung eines Brustkrebses! Wenn aber ein solcher entstanden ist, können sie das Wachstum dieses Tumors anregen und somit beschleunigen.

Die Rolle des Lebensalters

Mit zunehmendem Lebensalter steigt ganz allgemein das Risiko, an einem bösartigen Tumor zu erkranken, weil

- sich rein statistisch gesehen die Zahl der bösartig veränderten Zellen im Körper langsam, aber sicher von Jahr zu Jahr erhöht;
- die Funktion aller Organsysteme im Alter langsam nachlässt, so auch die Leistungsfähigkeit des Immunsystems, das für die Kontrolle der veränderten Zellen verantwortlich ist;
- der Organismus zunehmend mit anderen Problemen zu kämpfen hat, die seine Abwehrkräfte schwächen, wie Erkrankungen des Herzens, der Lunge, der Nieren, der Leber, des Stoffwechsels (zum Beispiel Altersdiabetes).

Lassen Sie sich dadurch aber keine Angst vor dem Alter machen! Zum einen wird es immer eine Minderheit bleiben, die an Krebs erkrankt. Zum anderen verlaufen gerade im höheren Alter Krebserkrankungen häufig extrem langsam und bleiben oft über viele Jahre auf die Brust begrenzt. Man gewinnt fast den Eindruck, der »Alterskrebs« sei in nicht wenigen Fällen eine relativ gutartige Verlaufsform, mit der man lange leben kann und an der man nicht sterben muss. Die Krebserkrankung muss aber selbstverständlich trotzdem behandelt werden. Auch wenn sie sich oft nicht ausbreitet, so führt sie doch zu einer ausgedehnten Gewebszerstörung im Bereich der Brust, und das sollte sich keine Frau zumuten.

In diesem Zusammenhang sollte man auch daran denken, dass sich für das »höhere Lebensalter« keine allgemeingültige Grenze festlegen lässt. Wir orientieren uns heute an dem Begriff des biologischen Alters, das heißt, jeder ist so alt wie sein Körper sich präsentiert. Viele Frauen sind heute mit siebzig Jahren noch vital, mobil, aktiv und fühlen sich keineswegs »alt«. Man darf darüber allerdings nicht vergessen, dass Brustkrebs ebenfalls jüngere Frauen betreffen kann. Im Extremfall können das sogar Sechzehnjährige sein. Dann ist immer auch eines der erwähnten Brustkrebsgene nachweisbar, so dass man in diesen Fällen von genetisch bedingtem Brustkrebs reden kann.

Da die Zahl der Frauen, die an Brustkrebs erkranken, insgesamt zunimmt, werden künftig auch immer mehr jüngere Frauen betroffen sein. Die regelmäßige Selbstuntersuchung der Brust sowie die mindestens einmal jährliche Inanspruchnahme der Vorsorgeuntersuchungen sollten daher spätestens im dritten Lebensjahrzehnt beginnen. Bei Frauen aus Risikofamilien oder mit nachgewiesenem Brustkrebsgen sollte dies schon vor dem zwanzigsten Geburtstag geschehen.

Östrogene führen nicht zur Entstehung eines Brustkrebses!

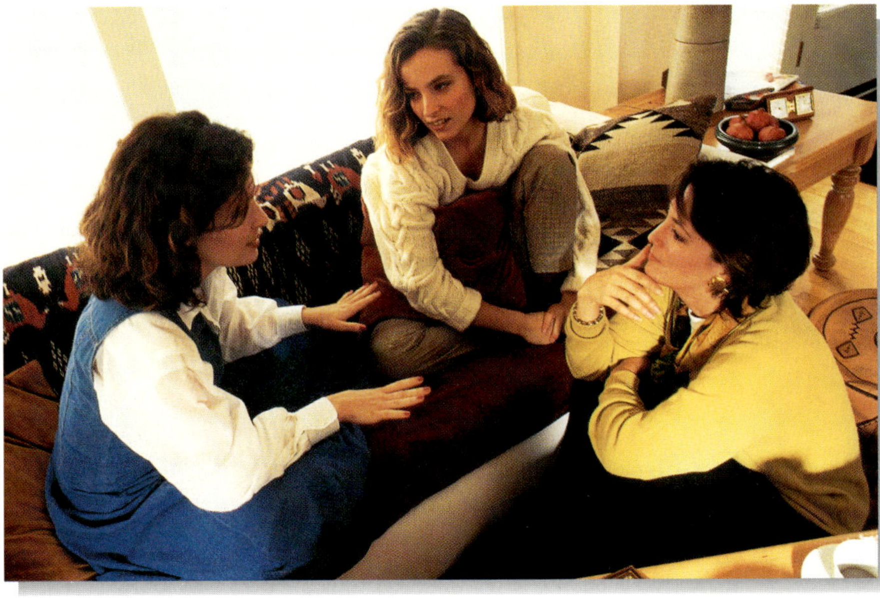

Der regelmäßige Gang zum Frauenarzt sollte auch für junge Frauen selbstverständlich sein

Einige Faktoren gehen rein statistisch gesehen mit einem geringen Risiko einher, an Brustkrebs zu erkranken. Dazu gehören:

- späte erste Monatsblutung,
- frühes Einsetzen der Wechseljahre,
- Schwangerschaften, insbesondere vor dem dreißigsten Lebensjahr,
- längere Stillzeiten,
- längere Einnahme der Pille.

In all diesen Fällen beruht das verminderte Risiko wahrscheinlich auf einer Verkürzung der Zeit, in der Östrogene das hormonelle Milieu des Körpers dominieren. Es sei aber noch einmal gesagt: Östrogene als solche sind nicht krebsauslösend! Das gilt auch für Östrogene, die man in Form von Tabletten oder Spritzen erhält.

Das Problem mit der Statistik

Statistische Zahlen sind einerseits notwendig und nützlich, andererseits schaffen sie mitunter Beunruhigung, deshalb sei hier kurz darauf eingegangen. Ein Risiko kennzeichnet immer nur die Möglichkeit eines Ereignisses, im Fall des Brustkrebses bezogen auf alle Frauen.

Ein Risiko von eins zu zehn bedeutet, dass eine von zehn Frauen daran erkranken wird, die anderen neun nicht. Auch wenn alle Faktoren, die mit einem erhöhten Risiko einhergehen, auf Sie zutreffen, so heißt das noch lange nicht, dass Sie an Brustkrebs erkranken werden!

Ob Risiko oder nicht, als Arzt kann ich Ihnen nur raten: Tun Sie in jedem Fall das, was für Sie wahrhaftig am besten ist, nämlich

- Vorsorgeuntersuchungen regelmäßig wahrnehmen,
- die Brust regelmäßig selbst untersuchen (siehe Seite 22),
- Auffälligkeiten ohne Verzug dem Frauenarzt zeigen.

Hinweise auf ein Tumorwachstum

Alles Wissen über Tumorentstehung, allgemeine und persönliche Risiken hilft nicht, das wesentliche Ziel aller Aufklärung zu erreichen: die frühzeitige Erkennung eines Tumors der Brust. Eine Vorsorge im eigentlichen Sinn, nämlich zur Erkennung eines Prozesses, bevor dieser bösartig wird, ist an der Brust leider nicht möglich. Dies gelingt bisher nur im Bereich des Gebärmutterhalses am Muttermund, wo man Vorstufen des Gebärmutterhalskrebses mit sehr hoher Sicherheit durch regelmäßige Vorsorge erkennen und dann behandeln kann.

Es gibt eine ganze Reihe von Anzeichen auf Veränderungen, die eventuell bösartig sind oder werden können, die darauf hinweisen, dass etwas nicht in Ordnung ist. Man sollte sie unbedingt so schnell wie möglich durch den Frauenarzt abklären lassen.

Dazu gehören zunächst einmal verschiedene Beschwerden wie:

- Schmerzen – bösartige Geschwülste sind im Frühstadium zwar nur sehr selten (in 5 bis maximal 15 Prozent) schmerzhaft, Schmerzen sind aber trotzdem möglich und schließen ein Tumorwachstum nicht aus.
- Ungewohnte Missempfindungen wie Kribbeln oder sogenanntes »Ameisenlaufen«.

Absonderungen aus der Brustwarze, insbesondere wenn diese blutig sind.

Außerdem gibt es sichtbare und tastbare Veränderungen der Brust.

Sichtbare Veränderungen

Zu den sichtbaren Veränderungen gehören:

- Vorwölbungen oder Schwellungen in der Brustoberfläche,
- Einziehungen der Haut oder einer Brustwarze,
- Auftreten einer sogenannten Apfelsinenhaut,
- jede neu entstehende Veränderung der Form oder Größe einer Brust,
- Veränderungen um die Brustwarze herum, die an ein Ekzem erinnern (häufig als Allergie oder Entzündung fehlgedeutet),
- Rötungen im Bereich der Brust,
- beim Anheben der Arme unterschiedliches Bewegungsmuster oder asymmetrische Bewegung der Brüste,
- Schwellung eines Arms.

Tastbare Veränderungen

- Verhärtung an einzelnen Stellen des Gewebes,
- harte Knoten, oft wenig beweglich, manchmal sogar mit der Haut darüber oder dem Gewebe unter der Brust verwachsen,
- Knoten in der Achselhöhle oder in dem Grübchen oberhalb des Schlüsselbeins.

Hinweis: Ein Brustkrebs fällt am häufigsten als einzeln liegender, tastbarer Knoten auf.

Wenn Sie Veränderungen im Bereich der Brust bemerken, sollten Sie dies Ihrem Frauenarzt bald mitteilen

Vorsorge und diagnostische Abklärung

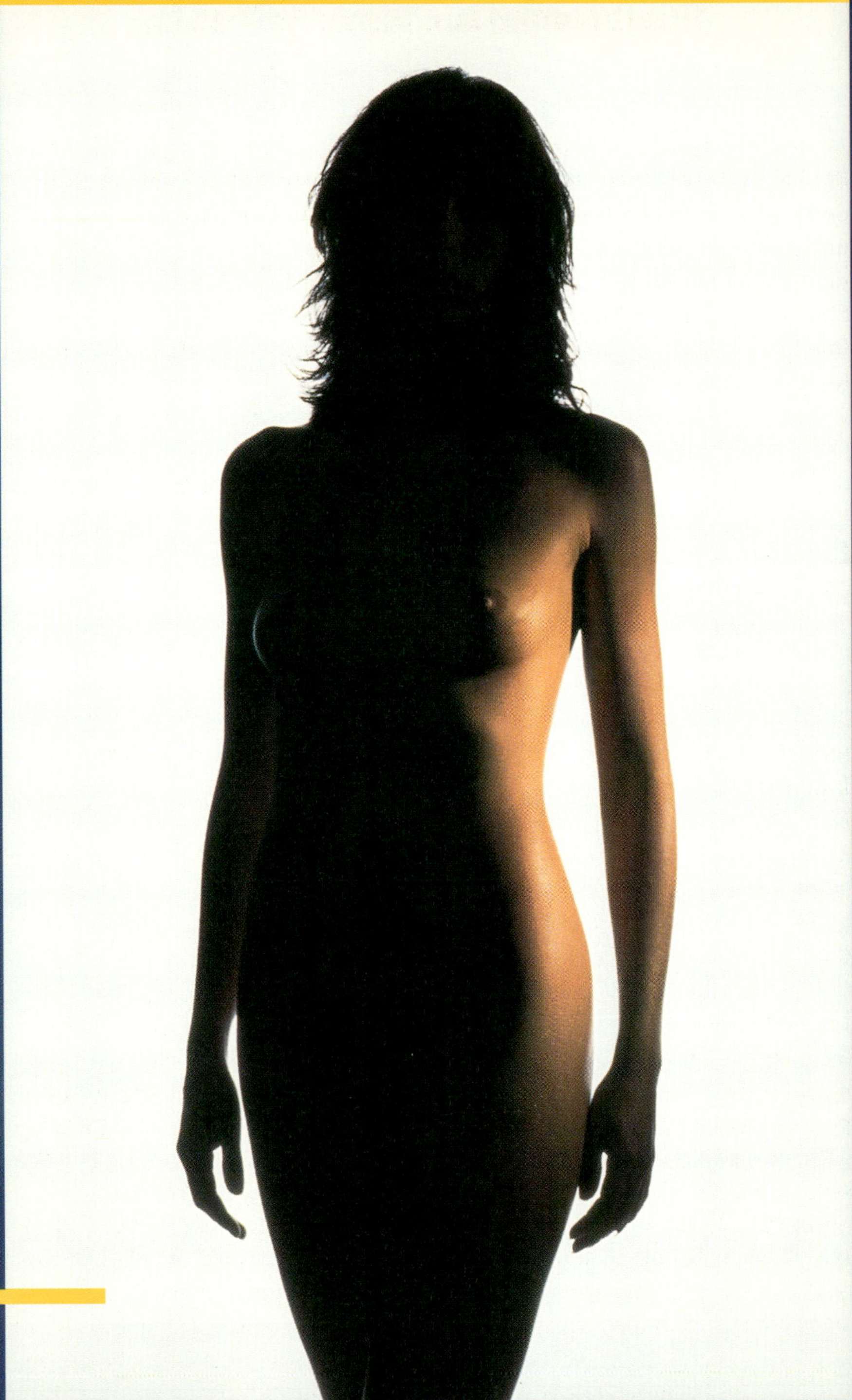

Selbstuntersuchung der Brust

Ab dem dreißigsten Lebensjahr gehört die Tastuntersuchung der Brust mit zu den Krebsvorsorgeuntersuchungen und sollte unbedingt einmal im Jahr durchgeführt werden.
Sie selbst haben aber die Möglichkeit, Ihre Brust im wahrsten Sinne des Wortes im Auge zu behalten, unabhängig von Ihrem Alter. Lassen Sie sich diese Chance nicht nehmen!

Einmal im Monat ein paar Minuten

Einmal im Monat sollten Sie Ihre Brust selbst untersuchen, am besten kurz nach dem Abklingen der Regelblutung (sofern Sie noch regelmäßige Blutungen haben).
Da die meisten Brustkrebsfälle erst nach den Wechseljahren auftreten, sollten Sie auch dann die regelmäßige Selbstuntersuchung einmal monatlich durchführen.

Ihr Vorteil

Sie haben Ihrem Arzt gegenüber einen großen Vorteil: Sie kennen Ihre Brust genau, und durch regelmäßige Selbstuntersuchung lernen Sie sie noch besser kennen. Auf dieser Basis wird Ihnen jede Veränderung frühzeitig auffallen. Ihr Frauenarzt sieht Ihre Brust und tastet sie dagegen nur einmal im Jahr ab (und das auch nur bei regelmäßiger Vorsorge). Feine Veränderungen kann er daher nicht bemerken. Ihm können die ganz frühen Hinweise auf eine Veränderung gar nicht so früh auffallen wie Ihnen selbst.

Es geht um Sie und Ihre Gesundheit!

Man kann das Folgende gar nicht oft genug betonen:

- Untersuchen Sie Ihre Brust jeden Monat selbst!
- Jede Veränderung muss Sie zu Ihrem Frauenarzt führen!
- Nutzen Sie zusätzlich die jährlichen Vorsorgeuntersuchungen!

Es geht um Ihre Gesundheit und Ihr Leben. Im Zweifelsfall ist es immer besser, einmal zu oft zum Arzt gegangen zu sein, als einen Befund verschleppt zu haben.
Kein verantwortungsbewusster Arzt wird Ihnen einen Vorwurf machen, wenn Sie möglicherweise mit einem völlig harmlosen Befund zu ihm kommen. Er wird auch immer bereit sein, Ihnen Rat und Antworten auf Ihre Fragen zu geben.
Besonders wichtig ist die Selbstuntersuchung nach einer vorangegangenen Brustoperation, insbesondere wenn dabei schon eine Krebserkrankung diagnostiziert worden ist. Gerade dann ist es von großer Bedeutung, ein Wiederauftreten der Erkrankung so früh wie möglich zu erkennen, damit man sie erneut rechtzeitig behandeln und eine Ausbreitung im Körper verhindern kann.

Einmal im Monat sollten Sie Ihre Brust selbst untersuchen, am besten kurz nach dem Abklingen der Regelblutung

So untersuchen Sie Ihre Brust selbst

Der optimale Zeitpunkt zur Selbstuntersuchung der Brust liegt bei Frauen, die ihre Regel noch haben, direkt nach der abgelaufenen Blutung. Dann ist durch die hormonelle Situation das Gewebe optimal aufgelockert und ein Knoten am besten zu ertasten.
Gehen Sie bei der Selbstuntersuchung so vor:

Nehmen Sie sich bitte einmal im Monat etwas Zeit, Ihre Brust genau zu untersuchen

Schauen Sie Ihre Brüste an

Stellen Sie sich vor einen Spiegel, in dem Sie Ihren Oberkörper gut sehen können. Lassen Sie beide Arme locker herabhängen und betrachten Sie bitte in aller Ruhe Ihre Brust.
Fällt Ihnen irgend etwas auf?
Ist irgendetwas anders geworden?
Sehen Sie möglicherweise einen der genannten Hinweise (siehe Seite 19) auf eine Geschwulst?

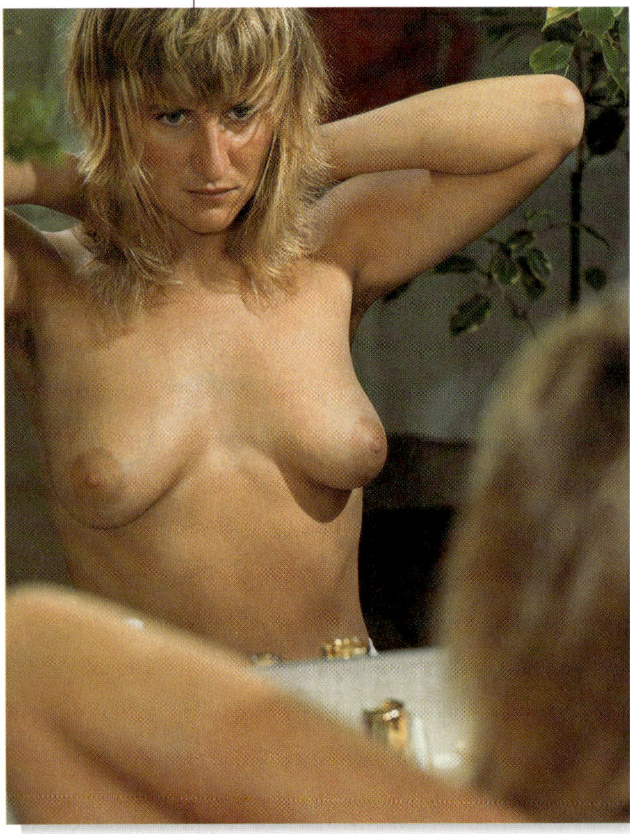

Heben Sie die Arme über den Kopf

Heben Sie jetzt zunächst den einen, dann den anderen Arm, zuletzt beide Arme gleichzeitig bis über den Kopf. Beobachten Sie dabei, wie der Busen der Bewegung folgt. Gibt es Ungleichmäßigkeiten, Unterschiede zwischen den beiden Seiten?
Betrachten Sie Ihren Busen von vorn und von beiden Seiten.
Achten Sie auf Hautveränderungen insbesondere auf Einziehungen der Haut oder der Brustwarzen, Dellen, Vorwölbungen oder ähnliche Veränderungen, die bei der vorigen Selbstuntersuchung nicht vorhanden waren.

Tasten Sie Ihre Brüste ab

Tasten Sie nun mit der rechten Hand die linke Brust und mit der linken Hand die rechte Brust ab.
Lassen Sie dabei den Arm auf der Seite der jeweils gerade untersuchten Brust locker herabhängen.
Gehen Sie langsam und sorgfältig vor. Tasten Sie am besten jeweils ein Viertel der Brust ab, im Uhrzeigersinn. Wenn Sie die Augen schließen, können Sie sich noch wesentlich besser auf die Wahrnehmung Ihrer Fingerspitzen konzentrieren.
Wiederholen Sie nun die Tastuntersuchung und heben Sie dabei den Arm auf der jeweils gerade untersuch-

ten Seite über den Kopf, getastet wird mit der anderen Hand.
Führen Sie beim Abtasten die Hand auch auf jeder Seite entlang der Brustaußenseite nach oben bis in die Achselhöhle hinein.
Wie fühlt sich die Brust an? Ist das Gewebe weich und gut zu verschieben? Spüren Sie beim Tasten irgendeinen Schmerz?
Achten Sie beim Tasten auf Veränderungen im Vergleich zum letzten Mal. Fühlen Sie einen Knoten oder knötchenartige Strukturen?
Am häufigsten von Krebserkrankungen betroffen ist der obere äußere Anteil beider Brüste. Achten Sie daher dort besonders sorgfältig auf jede Veränderung.
Falls Sie Zweifel haben, ob Sie die Selbstuntersuchung korrekt durchführen, fragen Sie Ihren Frauenarzt. Er wird Ihnen gern ausführlich zeigen und erklären, wie Sie Ihre Brust selbst untersuchen sollten.
Mit der Zeit werden Sie Ihre Brust immer besser kennenlernen und auch in der Beurteilung Ihrer eigenen Brust immer mehr Sicherheit gewinnen.
Vor allem aber werden Sie genau das Richtige tun, um dem häufigsten Krebs der Frauen entgegenzutreten. Wenn man ihn durch Ihre Mithilfe und Aufmerksamkeit frühzeitig erkennt, haben Sie selbst bereits den ersten Schritt in Richtung Heilung getan.

Im Zweifelsfall zum Arzt!

Gleichgültig, was Sie bei der Untersuchung Ihrer Brust bemerken, ob es Sie beunruhigt oder Ihrer Meinung

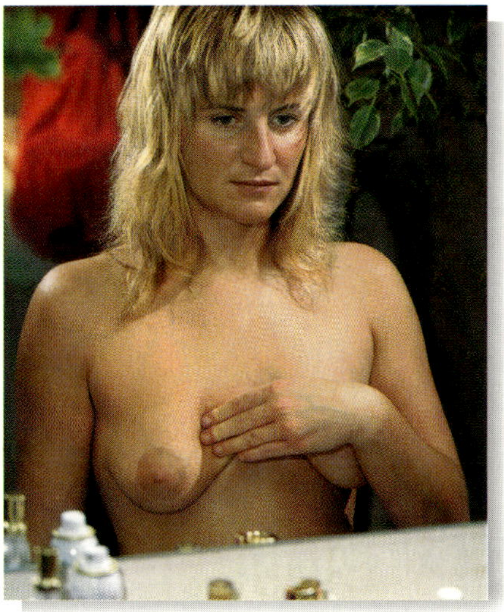

Tasten Sie jeweils ein Viertel der Brust ab und gehen Sie dabei am besten im Uhrzeigersinn vor

nach bedeutungslos ist: Gehen Sie bitte in den nächsten Tagen zu Ihrem Frauenarzt. Er kann Sie am besten beruhigen, indem er sich die von Ihnen beobachtete oder ertastete Veränderung genau anschaut.
Wenn nötig, kann er umgehend weitere klärende Untersuchungen vornehmen (sie werden auf den folgenden Seiten beschrieben).

Die Selbstuntersuchung der Brust ist eine extrem wichtige Ergänzung zu den ärztlichen Vorsorgeuntersuchungen

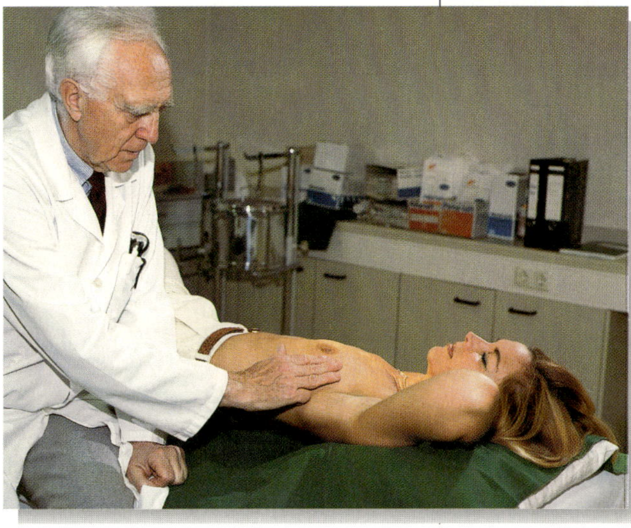

Die diagnostische Abklärung

Um zu klären, ob es sich möglicherweise um einen bösartigen Befund handelt, wird eine ganze Reihe von Untersuchungen durchgeführt

Jede auffällige Veränderung der Brust muss durch Ihren Arzt näher untersucht werden. Dabei gilt es abzuklären, ob es sich um einen Befund handelt, der möglicherweise bösartig sein könnte. Dies erfolgt zum einen durch eine visuelle und manuelle Untersuchung der Brust, zum anderen können apparative bildgebende Verfahren eingesetzt werden, die Sonographie (Ultraschalluntersuchung) und die Mammographie (Röntgenuntersuchung der Brust). In einigen Fällen kann es auch sinnvoll sein, durch Punktion etwas Sekret zu gewinnen oder besondere Röntgenmethoden anzuwenden.

Die Untersuchung der Brust

Ihr Arzt wird im Normalfall zuerst Ihre Brust durch genaue Betrachtung und sorgfältiges Abtasten untersuchen. Dabei wird er prinzipiell so verfahren, wie Sie es im Rahmen der Selbstuntersuchung auch machen.
Wenn Sie wegen einer auffälligen Veränderung Ihren Frauenarzt aufsuchen, wird er selbstverständlich besonders nach Hinweisen suchen, die auf eine mögliche bösartige Veränderung hindeuten können. Danach wird der Arzt mit Ihnen die weiteren Untersuchungen besprechen, die zur Abklärung des Befundes erforderlich sind. Was das im Einzelfall ist, muss jeweils ganz individuell festgelegt werden.

Mammographie

Als wichtigste apparative Untersuchung gilt im Allgemeinen die Mammographie. Dabei wird jede Brust in zwei Ebenen geröntgt: einmal von oben nach unten, dann von außen nach innen. Dazu muss die Brust zwischen zwei Halteplatten gelegt und zusammengedrückt werden. Das ist zwar unangenehm, aber nicht schmerzhaft.
Die Mammographie gibt Auskunft darüber, wie das Drüsengewebe der Brust ausgeprägt ist. Die meisten Tumoren kommen dabei zur Darstellung. In Zweifelsfällen lassen sich bestimmte, vom Arzt ausgewählte Bereiche vergrößern, um die Aussagekraft der Untersuchung weiter zu erhöhen.
Leider ist es aber so, dass in ungefähr 3 bis 5 Prozent der Fälle ein bösartiger Tumor in der Brust nicht sichtbar wird. Deswegen darf sich kein Arzt auf die Mammographie allein verlassen. Wenn sich ein Tumor eindeutig tasten, aber in der Mammographie nicht darstellen lässt, so muss eine weitere Abklärung erfolgen, meist durch Entfernung dieses Tumors.
Bei jungen Frauen mit relativ dichtem Drüsengewebe der Brust kommt man mit der Mammographie nicht immer weiter. Die Gewebsdichte kann manchmal so beschaffen sein, dass ein Tumor sich darin regelrecht verstecken kann. Hier hilft dann die Ultraschalldiagnostik.

Mammographie in der Schwangerschaft?

Grundsätzlich sollte in der Schwangerschaft nur dann geröntgt werden, wenn es dafür wirklich einen sehr dringenden Grund gibt. Das gilt auch für die Mammographie.
Hier wäre der dringende Grund, der die Strahlenbelastung rechtfertigt, ein möglicher Tumor, der vielleicht sogar bösartig sein könnte.
Wenn ein entsprechender Tumorverdacht besteht, sollte man eine Mammographie auch während eine Schwangerschaft durchführen. Die Strahlenbelastung ist dabei niemals so hoch, dass sie einen Schwangerschaftsabbruch rechtfertigen würde.

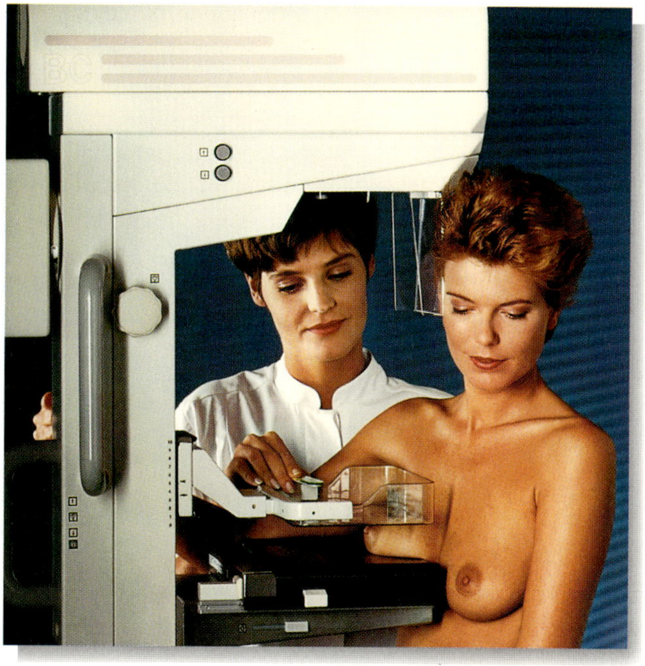

Mammographie: So wird die Brust wird positioniert, um sie dann von oben nach unten und von außen nach innen zu röntgen

Mammographie und Vorsorge

Immer wieder wird gefordert, die Mammographie in die Vorsorge aufzunehmen. Der Vorteil liegt darin, dass man so auch Tumoren erkennen kann, die sich noch längst nicht tasten lassen und auch sonst noch in keiner Form auf sich aufmerksam machen. Schon Tumoren mit fünf Millimeter Durchmesser lassen sich darstellen, daneben auch Hinweise auf Veränderungen, die noch nicht oder gerade bösartig geworden sind. Durch diese Früherkennung ist eine optimale Behandlung und sogar eine komplette Heilung möglich, was in späteren Stadien deutlich seltener oder kaum noch gelingt.
Leider ist die Vorsorge unter Einbezug der Mammographie in Deutschland bis heute noch keine Routine, und angesichts der wirtschaftlichen Entwicklungen mit den immer größer werdenden Sparzwängen muss man befürchten, dass wir noch recht lange darauf warten müssen.
Empfohlen wird aber

- eine erste Mammographie nach dem vierzigsten Lebensjahr – die sogenannte Basismammographie,
- bis zum fünfzigsten Lebensjahr alle drei Jahre eine Mammographie, danach alle zwei Jahre eine Kontrolle.

Problem der Strahlenbelastung

Wie bei jeder Röntgenuntersuchung spielt bei der Mammographie die Strahlenbelastung eine Rolle. Diese Strahlung ist zwar heute durch die moderne Technik sehr gering geworden, aber sie ist immer noch da. Durch die Technik der Mammographie bedingt, erreicht die Röntgenstrahlung praktisch nur im Bereich der Brust bedeutsame Werte.

Die Empfindlichkeit der Brust auf Strahlung ist bei jungen Frauen am größten und nimmt im Lauf des Lebens ab. Vor dem dreißigsten Lebensjahr sollte daher nur dann eine Mammographie durchgeführt werden, wenn ein dringender Tumorverdacht besteht. Wie schon erwähnt kann bei jungen Frauen die Aussagekraft der Mammographie wegen eines sehr dichten und daher wenig strahlendurchlässigen Drüsengewebes eingeschränkt sein.
Später wird die Empfindlichkeit so gering, dass eine regelmäßige Anwendung zur Vorsorge gerechtfertigt ist. Das Risiko, durch die Mammographie irgendwelche Schäden zu verursachen, ist um ein Vielfaches kleiner als der Nutzen, wenn ein Brustkrebs früh genug entdeckt wird.

Ultraschalluntersuchung

Seit einigen Jahren ist die Ultraschalluntersuchung der Brust (Mammasonographie) ein etabliertes Verfahren und mehr als nur eine Ergänzung der Mammographie. Insbesondere bei jüngeren Frauen kann sie bei dichtem Drüsengewebe mehr Informationen geben als diese. Die Mammasonographie erfolgt heute im Allgemeinen durch den Frauenarzt. In den letzten Jahren werden gerade für diese Untersuchungsmethode zunehmend Fortbildungskurse angeboten, die auch rege besucht werden und in denen die Frauenärzte sich eingehende Kenntnisse über Mammasonographie aneignen können.
Der große Vorteil der Sonographie liegt in ihrer Unbedenklichkeit. Es treten keine Strahlen auf, es sind bis heute keine Nebenwirkungen oder Schädigungen bekannt geworden.
Ihr Nachteil: Die Aussagekraft hängt sehr von der Erfahrung des Arztes ab. Es gibt keine standardisierten Bilder, die man eventuell mitgeben und durch einen anderen Arzt mitbeurteilen lassen könnte.
Eine besondere Leistung der Ultraschalldiagnostik ist das sichere Erkennen von Zysten, das sind flüssigkeitsgefüllte Hohlräume im Gewebe. Man kann dann sogar unter Sicht punktieren, das bedeutet mit einer kleinen Nadel hineingehen und absaugen.

Magnetresonanztomographie

Die Magnetresonanz- oder Kernspintomographie ist eine relativ neue Untersuchungsmethode, die seit einigen Jahren auch zur Untersuchung der Brust eingesetzt wird. Dabei wird weder mit Röntgenstrahlen noch mit Ultraschallwellen gearbeitet, sondern mit Magnetfeldern. Abgesehen von Patienten mit Herzschrittmacher oder

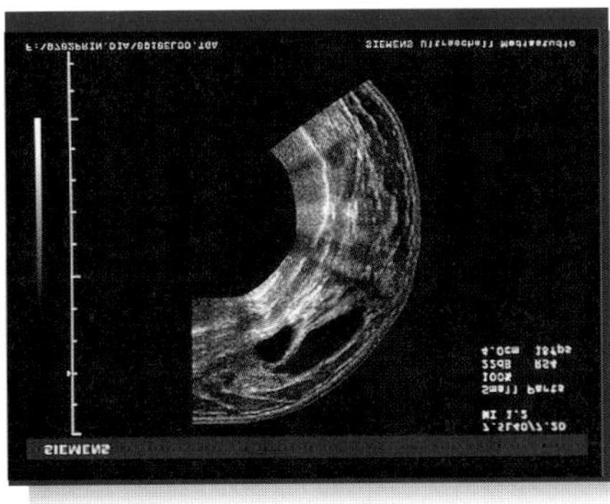

Das Ultraschallbild einer Zyste gibt dem Arzt zum Beispiel Auskunft über den Zusammenhang zwischen der Zyste und dem restlichen Gewebe

metallischen Fremdkörpern (Platten zur Behandlung von Knochenbrüchen) kann die Untersuchung problemlos durchgeführt werden. Schädliche Wirkungen sind nicht bekannt. Der technische Aufwand beeindruckt, denn es handelt sich bei Kernspintomographen um riesige Geräte, die einen ganzen Raum füllen. Manche Patientin fühlt sich darin sehr verloren, und Menschen, die unter Platzangst (Klaustrophobie) leiden, können dabei in eine für sie nicht ganz leichte Situation kommen.
Die Kernspintomographie liefert zwar sehr detailreiche und aussagekräftige Bilder der Brust, kann aber nur in sehr wenigen Fällen mehr Informationen geben als die Mammographie und die Mammasonographie.
Überlegen ist die Kernspintomographie lediglich, wenn eine Frau bereits einmal an der Brust operiert wurde und sich jetzt an derselben Stelle wieder ein auffälliger Befund entwickelt hat. Dann stellt sich die Frage, ob das ein neuer Tumor ist oder ob es sich lediglich um Narbengewebe handelt. Und exakt diese Fragestellung kann von allen bildgebenden Verfahren die Kernspintomographie am ehesten klären, wenn auch nicht in jedem Fall.

Untersuchung von Sekreten aus der Brustwarze

Wenn es zum Abgang von Sekret aus der Brustwarze kommt, sollte dieses untersucht werden. Dazu nimmt Ihr Arzt einen – völlig schmerzlosen – Abstrich mit einem Watteträger. Dieser Abstrich wird auf einem Glasplättchen (Objektträger) ausgestrichen, mit einem speziellen Spray fixiert und zur Untersuchung in ein zytologisches Institut gesandt. Dort wird geprüft, ob in dem Abstrich Zellen enthalten sind und wie diese aussehen (Zytologie). Bestimmte Zellveränderungen können auf eine bösartige Geschwulst in den Milchgängen der Brust hinweisen.

Zystenpunktion

Eine zytologische Untersuchung empfiehlt sich ebenfalls, wenn der Frauenarzt durch die Ultraschalluntersuchung eine Zyste in der Brust gefunden hat. Der Zysteninhalt wird mit einer einfachen Kanüle, wie man sie auch zum Blutabnehmen benutzt, abgesaugt und das oben erwähnte Sekret auf einen Objektträger ausgestrichen, fixiert und eingesandt. Wenn sowohl Mammographie als auch Sonographie und Zytologie keinen Hinweis auf Bösartigkeit zeigen, ist es gerechtfertigt, zunächst auf eine operative Entfernung der Zyste zu verzichten. So kann man unnötige Operationen der Brust verhindern.

Welche der verschiedenen Untersuchungsmethoden für eine Patientin die richtige ist, muss der Arzt in jedem Einzelfall neu entscheiden

Darstellung der Milchgänge

Die röntgentechnische Darstellung eines Milchgangs heißt Galaktographie. Wenn es zu einem Sekretabgang aus einer Brustwarze kommt, kann man diese Röntgenkontrastuntersuchung der großen Milchgänge durchführen. Dazu wird von einem Frauen-

arzt oder einem Röntgenarzt zunächst der Milchgang identifiziert, aus dem das Sekret stammt.
Dies geschieht, indem der Arzt vorsichtig auf die Brust drückt. Dabei entleert sich das gesammelte Sekret aus einem der Milchgänge, die auf der Brustwarze enden. In diesen wird eine sehr feine Kanüle nur wenige Millimeter tief eingeführt, um keine Schmerzen zu verursachen. Nun kann durch die Kanüle ein Kontrastmittel gespritzt und anschließend ein Röntgenbild angefertigt werden.
Auf diesem Bild sieht man, ob in dem betreffenden Milchgang ein kleiner Tumor sitzt, der für den Sekretabgang verantwortlich ist.
Tumoren, die sich auf diese Weise bemerkbar machen, sind in der Mehrzahl der Fälle gutartig, aber leider nicht immer, deshalb muss unbedingt eine operative Entfernung erfolgen. Nur so kann sicher abgeklärt werden, ob es sich um einen gut- oder bösartigen Tumor handelt.

Gewebsproben durch Punktion

Bei einem Tumor in der Brust, der keine Zyste, sondern – wie man in der Fachsprache sagt – solide ist, kann man versuchen, bereits vor einer Operation zu prüfen, ob er bösartig ist. Dafür entnimmt der Arzt eine Gewebsprobe durch Punktion (diese Methode bezeichnet man als Stanzbiopsie).
Der Arzt sticht mit einer Kanüle in den Tumor ein. Dies geschieht unter lokaler Betäubung und ist daher schmerzlos. Dabei gewinnt er einen Gewebszylinder, der von einem Pathologen mikroskopisch untersucht wird.
Die Stanzbiopsie hat einen entscheidenden Nachteil: Man kann mit ihr eine Bösartigkeit des Tumors nachweisen, nicht aber seine Gutartigkeit. Wenn der Pathologe unter seinem Mikroskop nur gutartiges Gewebe sieht, dann gibt es keineswegs eine Garantie dafür, dass nicht direkt neben dem gerade entfernten Gewebestück ein bösartig veränderter Bezirk zurückgeblieben ist.
Mit anderen Worten: Keiner kann mit absoluter Sicherheit sagen, dass das gewonnene Gewebe für den Tumor repräsentativ ist.
Der Einsatz der Stanzbiopsie zur Diagnosestellung bei Brusterkrankungen beschränkt sich daher heute auf eine einzige Situation: Wenn ein klinisch eindeutig bösartiger Tumor vor einer geplanten Operation durch eine Chemotherapie (oder sehr selten auch durch eine Bestrahlung) verkleinert werden soll. In diesem Fall muss vorher die Diagnose eindeutig gesichert werden, damit keine Patientin unnötig einer so eingreifenden Therapie zugeführt wird.

Gewebsproben durch Operation

In jedem Fall, in dem nicht alle anderen Verfahren eindeutig für eine Gutartigkeit der Veränderung sprechen, sollte unbedingt eine Operation erfolgen, bei welcher der gesamte auffällige Befund entfernt wird. Dieser wird dann

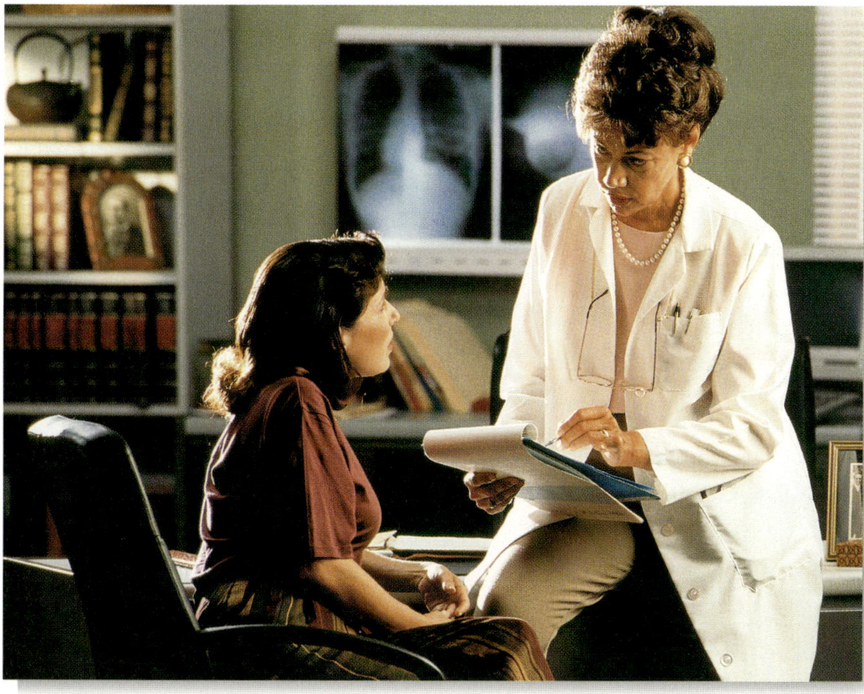

Das Gespräch mit Ihrer Ärztin oder Ihrem Arzt hilft, Ängste abzubauen

von einem darin erfahrenen Arzt unter dem Mikroskop untersucht. Nur so kann man sicher beweisen, ob es sich um einen gutartigen oder einen bösartigen Prozess handelt.
Jeder noch so kleine Zweifel sollte Grund genug sein, eine solche Operation (Exzision, »Ausschneidung«) durchzuführen. Sie erfolgt in Vollnarkose in einer Klinik.
Wenn Mammographie, Sonographie und Tastuntersuchung (sowie gegebenenfalls auch die Zytologie) insgesamt für Gutartigkeit sprechen, darf zunächst beobachtend abgewartet werden. Im Allgemeinen wird Ihr Arzt Ihnen dann eine umfassende Kontrolle der Befunde in drei oder sechs Monaten empfehlen.
Sollten Sie aber trotz günstiger Untersuchungsergebnisse zu große Angst haben, es könne doch etwas Bösartiges vorliegen, so sprechen Sie mit Ihrem Arzt. Auch Ihre ganz persönliche Angst vor Krebs kann Grund für eine operative Abklärung sein.
Nur die feingewebliche (histologische) Untersuchung des durch Operation entfernten Gewebes kann hundertprozentige Sicherheit über die Art des Befundes geben.
Wie schon erwähnt, wird der Eingriff in Vollnarkose durchgeführt. Da Bösartigkeit grundsätzlich möglich ist und in seltenen Fällen auch Komplikationen vorkommen können, sollte er nicht unter ambulanten Bedingungen und in örtlicher Betäubung in einer Praxis, sondern immer in einer entsprechend ausgestatteten Klinik erfolgen. Nur dort stehen alle Möglichkeiten zur Verfügung, um im Falle einer

Komplikation während des operativen Eingriffs optimal reagieren zu können. Bei dieser Operation muss man stets den gesamten Tumor entfernen.
Sehr wichtig in diesem Zusammenhang: Immer noch gibt es die Vorstellung, dass ein bösartiges Geschehen sich verschlimmern könnte, »weil Luft daran gekommen ist«. Diese Theorie ist seit langem absolut überholt. Ein bösartiger Tumor schreitet aber mit Gewissheit fort, wenn man ihn nicht korrekt behandelt.

Mögliche Komplikationen

Trotz aller medizinischen Möglichkeiten und aller Vorsicht kann es in seltenen Fällen zu Komplikationen während oder nach der Operation kommen. Dazu gehören Blutungen, die so stark sein können, dass eine Fremdblutgabe erforderlich wird, was aber extrem selten ist.
Außerdem sind Infektionen im Operationsgebiet möglich.
Ein besonderes Problem sind Störungen der Wundheilung, die meistens durch Entzündungen, manchmal auch durch Nachblutungen bedingt sind. Solche Wundheilungsstörungen können zu kosmetisch ungünstigen Resultaten führen wie breite Narben, Einziehungen, Formveränderungen und Asymmetrien der Brust.
Jeder Frauenarzt weiß aber, welche besondere Bedeutung die Brust für das Selbstbewusstsein, das allgemeine Wohlbefinden und die Sexualität einer jeden Frau hat. Man darf daher heute davon ausgehen, dass jeder operativ tätige Frauenarzt sich dessen bewusst ist und bei allen Operationen an der Brust ganz besonders auf kosmetische Aspekte achten wird.
Aber: Die Kosmetik darf niemals zu einem Verlust an Sicherheit führen! An erster Stelle sollte stehen, einen eventuell bösartigen Tumor so zu behandeln, dass jede Chance für eine Heilung genutzt werden kann.
Und Heilung kann heute in sehr vielen Fällen erfolgen, nämlich vor allem dann, wenn ein Tumor durch regelmäßige Selbstuntersuchung und Wahrnehmung der Vorsorgeuntersuchungen frühzeitig entdeckt und behandelt wurde. Das ermöglicht es, immer mehr Frauen die Hoffnung auf definitive Heilung der Krebserkrankung zu geben.

Heute weiß man, dass bei bis zu 70 Prozent der betroffenen Frauen die Brust erhalten werden kann

Heute unbedeutende Untersuchungsmethoden

Durch die Fortentwicklung der Diagnostik sind einige Methoden heute verzichtbar geworden. Drei seien hier kurz erklärt.

Thermographie

Bei der Thermographie, der Darstellung von Temperaturunterschieden der Haut, wurde eine mit temperaturempfindlichen Flüssigkeitskristallen bestückte Platte auf die Brust gelegt. Man ging davon aus, dass über einem Tumor durch die dort erhöhte Durchblutung eine erhöhte Hauttemperatur nachweisbar sei.

Xeroradiographie

Die Xeroradiographie funktioniert ähnlich wie die Mammographie, nur werden zur Darstellung selenbeschichtete Aluminiumplatten benutzt. Die Bildqualität ist zwar hervorragend, die Strahlenbelastung aber verhältnismäßig hoch.

Pneumozystographie

Die Pneumozystographie ist die röntgentechnische Darstellung von Zysten in der Brust, aus denen der flüssige Inhalt mittels Punktion abgesaugt und durch Luft ersetzt wurde. Die Vorgehensweise ermöglicht eine exakte Beurteilung der Zystenwand. Dies kann heute jedoch wesentlich einfacher und für die Patientin weniger belastend durch die Mammasonographie geschehen.

Kleiner Rückblick in die Behandlungsgeschichte

Schon im Altertum war der Brustkrebs bekannt. Mangels diagnostischer Möglichkeiten wurden aber nur die typischen Spätstadien beschrieben, nämlich die tiefen Geschwüre, die nicht heilen wollten. Um 100 nach Christus soll die erste operative Behandlung stattgefunden haben. Sie erfolgte zeitgemäß in einer für uns erschreckenden Weise durch Abschneiden der Brust und Ausbrennen der Wunde zur Blutstillung, ohne Narkose.
Im Mittelalter wurden operative Maßnahmen sehr häufig nicht von Ärzten, sondern von Barbieren oder Steinschneidern durchgeführt. Das waren zum Teil wohl sehr geschickte, aber oft schlecht ausgebildete und unstudierte »Handwerker«, deshalb erfolgte die Behandlung des Brustkrebses oft durch Kräuter und diverse Salben. Erfolge wurden nicht überliefert.

Entwicklung der Radikaloperation

Nachdem erste Narkoseverfahren entwickelt und die Prinzipien der Keimfreiheit allgemein bekannt wurden, war die Basis für eine sinnvolle und akzeptable operative Therapie geschaffen. So führten Joseph Rotter und William Halsted 1894 erstmals die für lange Zeit standardmäßige Operation selbst durch, nämlich die radikale Abtragung der Brust unter Mitentfernung des großen Brustmuskels, der Lymphknoten der Achselhöhle und im Bereich des Schlüsselbeins sowie manchmal sogar des Schlüsselbeins (die Fachbezeichnung: radikale Mastektomie nach Rotter-Halsted).
Diese Operation hatte für die betroffenen Frauen einen verstümmelnden Charakter und führte oft zu Problemen wie Lymphstau und Nervenlähmungen im Arm der operierten Seite. Glücklicherweise wurde langsam, aber sicher erkannt und bewiesen, dass eine derartig radikale Operation zur Behandlung des Brustkrebses nicht erforderlich ist.
Heute weiß man, dass bei bis zu 70 Prozent der betroffenen Frauen die Brust erhalten werden kann.

Sowohl die Untersuchungs- als auch die Operationsmethoden haben sich sehr stark verbessert

Behandlung durch Operation

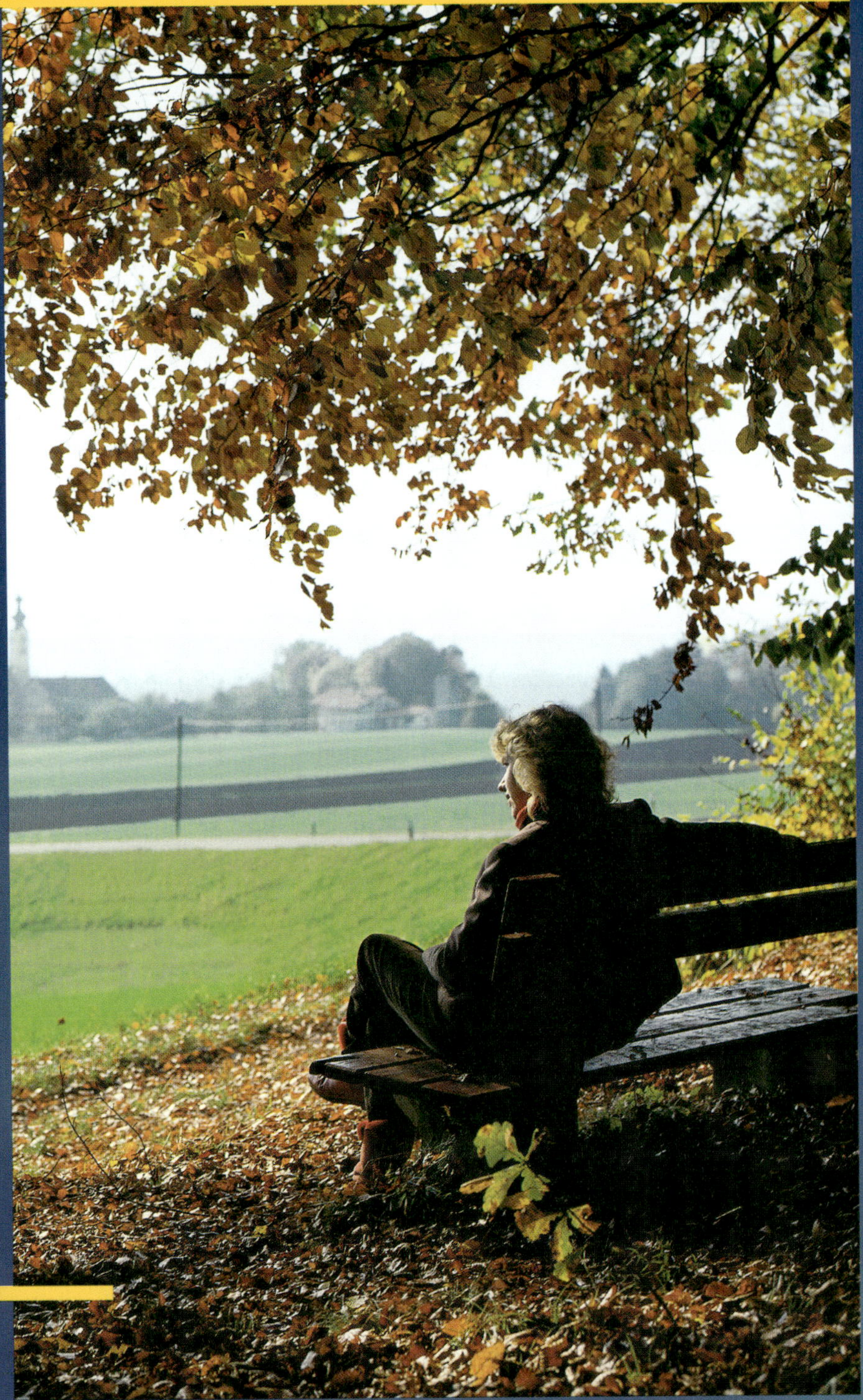

Heutiger Standard: brusterhaltende Therapie

Heute ist es in ungefähr 70 Prozent der Fälle möglich, nur den bösartigen Tumor zu entfernen, die Brust aber zu erhalten. Diese Operation erlaubt eine optimale Versorgung der betroffenen Patientin, ohne ein erhöhtes Risiko in Kauf zu nehmen.
Voraussetzung ist es aber, dass nach der Operation eine Bestrahlung der betroffenen Brust durchgeführt wird. Ohne Bestrahlung muss man davon ausgehen, dass sich bei 30 Prozent der so operierten Frauen in derselben Brust erneut eine bösartige Geschwulst entwickelt. Es kommt also zum Rezidiv, zum Wiederauftreten der Krankheitserscheinung. Wird eine Bestrahlung vorgenommen, passiert dies nur in ungefähr 5 Prozent der Fälle.
Die Operation ist identisch mit der Entfernung des Tumors aus diagnostischen Gründen (wie bereits im vorhergehenden Kapitel beschrieben). Für diesen Eingriff gibt es eine Vielzahl medizinischer Bezeichnungen, die aber alle dasselbe meinen: Tumorektomie, Quadrantektomie, Quadrantenresektion, Lumpektomie, Wide excision, Tumorexstirpation.
Ausschlaggebend bei diesem Eingriff ist, dass der Tumor komplett entfernt wird. Bei vermuteter Bösartigkeit muss außerdem ein sogenannter Sicherheitsabstand gewahrt werden, das bedeutet, zwischen Tumorrand und Grenze des entfernten Gewebes sollte mindestens ein Zentimeter liegen. Eventuell verbliebene einzelne Tumorzellen, die nicht nachweisbar sind, werden mit der nachfolgenden Bestrahlung zerstört.

Notwendig: Entfernung der Achsellymphknoten

Ergänzt wird diese Operation im Normalfall durch die Entfernung der Lymphknoten in der Achselhöhle. Dies erfolgt durch einen zusätzlichen, etwa acht bis zehn Zentimeter langen Schnitt am Rande des großen Brustmuskels zur Achselhöhle hin.
Sinn dieser Maßnahme ist es, die Achsellymphknoten untersuchen zu können, ob sich der Tumor schon in diesen Bereich hinein ausgebreitet hat. Hier liegt nämlich die erste Station bei der Ausbreitung des Brustkrebses. Wenn hier bereits Tumorzellen nachweisbar sind, sollte eine Nachbehandlung mit Hormonen oder durch eine Chemotherapie erfolgen.
Welche Therapieform die jeweils günstigere ist, muss im Einzelfall unter Berücksichtigung aller vorliegenden Befunde entschieden werden.
Daneben hat dieser Teil der Operation auch einen therapeutischen Effekt. Möglicherweise in diesen Bereich gewanderte Tumorzellen werden mit entfernt, und außerdem wird die Gesamtmenge der Tumorzellen weiter reduziert. So kann das körpereigene Immunsystem eher verbliebene Tumorzellen beseitigen.

Mögliche Folgen

Bei der Entfernung der Lymphknoten aus der Achselhöhle kann es in sehr seltenen Fällen zur Verletzung wichtiger Nerven oder Blutgefäße kommen. Daraus können Einschränkungen der Beweglichkeit des Arms auf der operierten Seite resultieren. Bemerkbar macht sich dies vor allem, wenn man den Arm über den Kopf hebt, zum Beispiel beim Kämmen, oder ihn hinter den Rücken führt (Schürzengriff).
Als Spätfolge sind Behinderungen des Lymphabflusses aus dem betroffenen Arm möglich. Dadurch kann Monate oder auch Jahre nach der Operation ein Lymphstau mit zum Teil schwergradiger und anhaltender Schwellung des Arms (ein Lymphödem) entstehen. Durch die heutzutage sehr vorsichtige und im Vergleich zu früher zurückhaltendere (weil sehr viel weniger radikale) Operationstechnik sind diese Fälle aber verhältnismäßig selten geworden.

Feststellung des Tumorstadiums

Nach Beendigung der Operation ist es erforderlich, das genaue Tumorstadium zu bestimmen. Daraus ergeben sich Konsequenzen für die weitere Therapieplanung. Daraus können die behandelnden Ärzte aber auch bessere Angaben zu der ganz konkreten Prognose geben.

Zeitlicher Ablauf

Für den zeitlichen Ablauf der Operation gibt es zwei Konzepte:

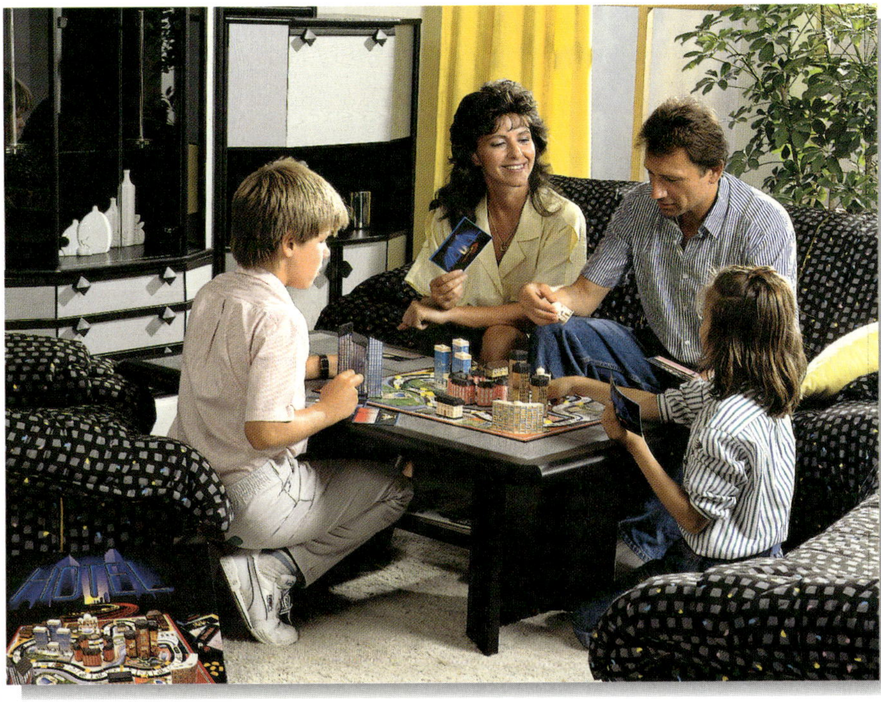

Zusammengehörigkeitsgefühl und Rückhalt in der Familie sind für eine an Brustkrebs erkrankte Frau besonders wichtig

Einzeitiges Vorgehen: Es erfolgt zunächst die Entfernung des Tumors, der sofort untersucht wird. Man nennt dies Schnellschnitt-Diagnostik. Die Patientin verbleibt in Narkose. Falls erforderlich, wird die Entfernung der Achselhöhlenlymphknoten unmittelbar angeschlossen.
Vorteil: Es ist nur eine Narkose nötig.
Nachteil: Die Patientin weiß vor der Operation nicht genau, was passieren wird. Das ist für sie insbesondere dann unangenehm, wenn die Frage einer Entfernung der gesamten Brust im Raum steht.
Zweizeitiges Vorgehen: Nach der Tumorentfernung wird die Operation beendet. Wenn das Ergebnis der feingeweblichen Untersuchung vorliegt, spricht der Arzt erst mit der Patientin darüber. Falls ein ergänzender Eingriff notwendig ist, wird dieser in einer zweiten Operation durchgeführt.
Vorteil: Die Patientin weiß genau, was im weiteren Ablauf geschieht.
Nachteil: Zwei Narkosen sind erforderlich, der gesamte Klinikaufenthalt verlängert sich.

Entscheidung über das Vorgehen

Die Entscheidung über ein einzeitiges oder ein zweizeitiges Vorgehen liegt in erster Linie bei der Patientin. Sie muss sich selbst fragen, was ihr lieber ist. Früher entschieden sich die meisten Frauen für das einzeitige Konzept. Mit abnehmendem Narkoserisiko und zunehmender Aufklärung bevorzugen heute aber immer mehr Frauen eine zweizeitige Operation. Aus medizinischer Sicht spricht nichts dagegen, beides ist gleichermaßen verantwortbar. Die Entscheidung liegt allein bei der Frau, die nach sorgfältiger Aufklärung durch ihren Frauenarzt dann selbst bestimmt, welchen zeitlichen Ablauf sie vorzieht.

Untersuchungen am entfernten Gewebe

Am entfernten und zur feingeweblichen Untersuchung eingesandten Gewebe werden verschiedene Untersuchungen durchgeführt, die über die ganz konkrete Situation der Patientin Aufschluss geben. Dazu gehören:

- die Tumorgröße,
- der mögliche Tumorbefall von Lymphknoten,
- biochemische Untersuchungen, insbesondere der Nachweis der Reaktionsfähigkeit auf Hormone (Rezeptorstatus).

Zusätzlich kann man heute noch eine große Zahl weiterer Untersuchungen durchführen. Ihre Bedeutung für die Behandlungsplanung und auch für die Prognose der erkrankten Frau lässt sich noch nicht so eindeutig beurteilen, dass man daraus Konsequenzen ziehen würde. Deshalb werden diese Untersuchungen noch nicht routinemäßig durchgeführt.

Die Suche nach Metastasen

Während des stationären Aufenthalts nach der Operation werden heute routinemäßig Untersuchungen durchge-

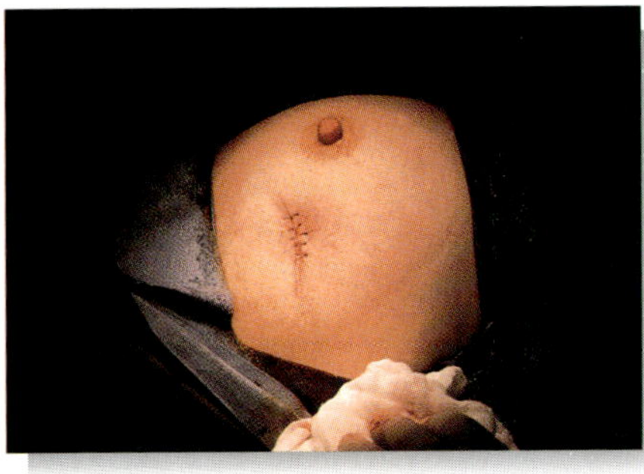

Beim Schnitt für eine Tumorentfernung wird heute auch sehr auf den kosmetischen Aspekt geachtet

führt, die Hinweise auf eine mögliche Ausbreitung des Tumors, die Bildung von Tochtergeschwülsten (Metastasen), im Körper liefern können. Dabei werden die Organe erfasst, in die eine solche Ausbreitung erfahrungsgemäß am häufigsten erfolgt.
Dank der Erkenntnis, dass eine radikale Operation der betroffenen Frau nur sehr selten einen Vorteil bringt, hat sich die Situation in den letzten zehn Jahren entscheidend geändert. Zu diesen Untersuchungen gehören:

- Röntgenuntersuchung der Lunge;
- Ultraschalluntersuchung der Leber;
- die Darstellung des Knochensystems im Knochenszintigramm, das ist eine nuklearmedizinische Untersuchung unter Einsatz von minimal radioaktiven Substanzen, die im Knochengewebe kurzfristig gespeichert werden;
- die Bestimmung sogenannter Tumormarker im Blut; das sind meist Eiweiße, die von Tumorzellen gebildet werden können. Wenn diese Eiweiße in erhöhter Konzentration nachweisbar sind, so kann das durch einen Tumor verursacht sein, muss aber nicht. Erhöhte Werte bei der Bestimmung der Tumormarker sind nicht beweisend für ein Tumorwachstum!

Abtragung der Brust

Während die behandelnden Ärzte früher sich fragen mussten, ob eine Erhaltung der Brust wohl in diesem konkreten Fall erlaubt sei, ist es heute genau umgekehrt.
Die Entfernung der Brust ist heute der seltenere Fall!
Heute muss jeder Arzt genau darlegen können, warum er im konkreten Einzelfall die Brust komplett entfernt. Die brusterhaltende Operation ist heute der Standard, die Entfernung der Brust ist heute die Ausnahme. Wenn Sie sich mit einem krebsverdächtigen Befund der Brust in die Klinik begeben, fragen Sie den verantwortlichen Arzt, wie er zur brusterhaltenden Behandlung im Fall eines nachgewiesenen Brustkrebses steht. Sollte sie grundsätzlich abgelehnt werden, ist es unbedingt angebracht, eine weitere Meinung einzuholen. Sie können folgendes unternehmen:

- Wenden Sie sich sofort an eine andere Klinik!
- Bitten Sie Ihren Frauenarzt, Ihnen eine Klinik zu nennen, die zeitgemäße moderne Brustchirurgie praktiziert.

- Wenn Ihr Frauenarzt Ihnen nicht weiterhelfen kann oder aber selbst die brusterhaltende Behandlung grundsätzlich ablehnt, dann wenden Sie sich an die nächstgelegene Universitätsklinik! Spätestens dort wird man Ihnen weiterhelfen und Ihnen eine optimale Behandlung ermöglichen.

Trotz aller modernen Entwicklungen ist es aber in einigen Fällen auch heute noch erforderlich, die Brust abzunehmen. Man spricht von Abtragung der Brust, in der Fachsprache von Ablatio, Mastektomie oder Brustamputation. Aber auch diese Operation wird heute nicht mehr so radikal wie früher durchgeführt. In nahezu allen Fällen bleibt der große Brustmuskel erhalten. Das Schlüsselbein bleibt unberührt. Die Lymphknoten der Achselhöhle werden zwar entfernt, dabei wird aber sehr darauf geachtet, die für die Funktion des Armes wichtigen Nerven zu schonen. Durch die deutlich reduzierte Radikalität sind Lymphstauungen des Armes heute wesentlich seltener und treten in weniger als 10 Prozent aller Fälle auf.

Wann ist die Abtragung der Brust erforderlich?

In welchen Fällen sollte man nach heutigem Stand der Dinge von einem brusterhaltenden Konzept absehen und die Brust komplett entfernen? Grundsätzlich lassen sich zwei Situationen nennen:
Diese operative Maßnahme ist ratsam,

- wenn der Tumor so groß ist, dass eine Entfernung unter Beachtung des notwendigen Sicherheitsabstandes zum gesunden Gewebe fast der kompletten Entfernung der Brust entspricht. In diesem Fall ist es nicht nur sicherer, sondern auch kosmetisch günstiger, später einen operativen Wiederaufbau durchzuführen.
- wenn ein erhöhtes Risiko besteht, dass im restlichen Drüsengewebe weitere Krebsherde vorhanden sind. Wenn es sich nicht nur um einzelne Zellen handelt, die zurückbleiben, sondern um echte Tumoren, die sich aber mit den vorhandenen Methoden noch nicht nachweisen lassen, dann kann die Nachbestrahlung diese nicht beseitigen.

Vor jeder Operation wegen Verdachts auf Brustkrebs, bei der auch eine Entfernung der kompletten Brust erwogen werden könnte, sollte der Arzt mit der Patientin ausführlich besprechen, welche Möglichkeiten bestehen, die Brust später wieder aufzubauen. Dafür gibt es heute verschiedene Methoden.

Heute wird im Gegensatz zu früher wesentlich sorgfältiger erwogen, ob eine Abtragung der Brust wirklich nötig ist

Wiederherstellende Operation

Wenn eine Abtragung der ganzen Brust in Erwägung gezogen werden muss, sollte jeder Frau, die mit einer derart eingreifenden Behandlungsmaßnahme rechnen muss, genau dargestellt werden, was man danach für den Wiederaufbau der Brust tun kann. Das ist unter anderem deshalb sehr wichtig, weil die Bedeutung der Brust ja weit über ihre Funktion als Stillorgan hinausgeht. Die Brust ist für

jede Frau auch ein Identitätsmerkmal, sie ist bedeutsam für ihr Selbstbewusstsein und für ihr Selbstwertgefühl, für ihr Sexualleben und für ihre Partnerschaft, für ihr ganz subjektives Körperbild und auch für ihr psychisches Wohlbefinden.
Ob, wann und wie die betroffene Frau eine solche Operation wünscht, bleibt aber ihre eigene Entscheidung. Der Frauenarzt kann lediglich die erforderlichen Entscheidungshilfen geben, indem er seine Patientin über den aktuellen Stand der Entwicklung informiert und all ihre Fragen eingehend beantwortet.

Aufbauoperation – wann?

Der optimale Zeitpunkt für eine Aufbauoperation der Brust ist auch unter Ärzten umstritten.
Es gibt Stimmen, die empfehlen ein abwartendes Verhalten. Das heißt, zunächst sollten mindestens sechs, besser sogar zwölf oder mehr Monate vergehen, bevor man eine solche Operation durchführen lässt.

Wann die Aufbauoperation durchgeführt wird, entscheidet allein die betroffene Frau

Begründet wird dieser Rat damit: Wenn es erneut zu einem Tumorwachstum an derselben Seite, also im operierten Bereich kommt (Rezidiv), dann geschieht dies in den meisten Fällen innerhalb der ersten zwei Jahre nach der Krebsoperation. Und solch ein Rezidiv muss erneut operiert werden. Man geht dann davon aus, dass es für jede betroffene Frau eine äußerst extreme Belastung ist – falls der Aufbau bereits erfolgte –, dieselbe Brust zweimal zu verlieren und zweimal wieder aufbauen zu lassen. Der Nachteil dieser Methode liegt jedoch darin, dass das Fehlen der Brust für die betroffene Frau eine extreme psychische Belastung darstellt.
Wer sich die bereits geschilderte Bedeutung der Brust, die ja weit über die vieler anderer Organe (wie Schilddrüse oder Gallenblase) hinausgeht, vor Augen führt, der wird dieses Problem sehr gut verstehen.
Aus diesen Gründen wurde in den letzten zehn Jahren zunehmend die sofortige oder möglichst rasche Rekonstruktion der Brust propagiert. Durch den baldigen Wiederaufbau der Brust kommt es nicht häufiger zu erneutem Tumorwachstum.
Außerdem lässt sich ein solches Wachstum mit den modernen Methoden der Vorsorge beziehungsweise dann der Nachsorge rechtzeitig erkennen. Besonders die Mammasonographie, in Zweifelsfällen aber auch die Kernspintomographie, ermöglichen auch bei einer wiederaufgebauten Brust eindeutige Aussagen.
Zudem muss man ganz klar sagen, dass von allen betroffenen Frauen nur ungefähr 5 Prozent überhaupt ein Rezidiv erleiden. Daher sollte man es jeder betroffenen Frau ermöglichen, selbst über den Zeitpunkt einer wiederaufbauenden Operation zu entscheiden. Je größer eine Frau ganz subjektiv die Bedeutung ihrer Brust, ihres intakten Körperbildes für ihr Selbstwertgefühl, ihr Wohlbefinden und ihr tägliches Leben einschätzt, desto eher wird sie sich wahrscheinlich für eine sofortige operative Rekonstruktion entscheiden.

Es gibt inzwischen Untersuchungen, die darauf hinweisen, dass die psychologische Wirkung eines sofortigen Wiederaufbaus der Brust auch einen positiven Einfluß auf den gesamten Heilungsverlauf ausübt.
Jede betroffene Frau sollte sich unbedingt mit ihrem Frauenarzt über die Rekonstruktion ihrer Brust ausführlich beraten. Wenn sie sich dann immer noch nicht ganz sicher ist, sollte sie mit einem zweiten oder sogar noch mit einem dritten Frauenarzt darüber reden. Dabei nicht unter Zeitdruck setzen lassen! Zeit spielt zwar eine Rolle, aber nicht in dem Maße, dass es auf einige wenige Tage ankäme.
Nach der Entscheidung für eine operative Rekonstruktion der Brust und und der Festlegung des persönlich optimalen Zeitpunkts gibt es zwei Wege zur Wiederherstellung einer Brust:

- durch Einpflanzung von körperfremdem Material,
- durch Verschiebung von Haut-Muskel-Anteilen am Körper ohne Verwendung von Fremdmaterial.

Aufbau mit Implantaten

Der technisch einfachste Weg zum Wiederaufbau einer Brust ist folgender: Zunächst wird ein auffüllbarer Expander unter die Brusthaut gelegt. Dieser wird durch Injektion von Kochsalzlösung alle zwei bis vier Wochen aufgefüllt. Dadurch wird die Haut gedehnt. Wenn die Haut auf diese Weise ausreichend gedehnt wurde, kann ein Implantat unter den großen Brustmuskel gelegt und dort fixiert werden. Dazu sind heute nur noch relativ kleine Schnitte erforderlich, die später in der Hautfalte unter der Brust oder seitlich zur Achsel hin liegen.
Vorteile: Der Eingriff ist insgesamt gesehen relativ klein, wird deshalb gut vertragen, die Heilungsphase verläuft entsprechend relativ schnell und im Allgemeinen auch unproblematisch. Es werden im Gegensatz zur Wiederherstellung mit körpereigenem Gewebe (siehe folgender Abschnitt) keine zusätzlichen Narben geschaffen.
Nachteile: Es werden Fremdkörper verwendet, Abstoßungsreaktionen sind möglich, insbesondere mit Ausbildung einer Bindegewebskapsel um das Implantat herum, die dann schrumpfen und die Form der Brust unschön verändern kann. Man nennt dies eine Kapselfibrose, die in manchen Fällen eine erneute Operation nach sich ziehen kann.
Der gesamte Aufbau erfordert mindestens zwei (wenn auch relativ kleine) Eingriffe.
In manchen Fällen (nicht immer!) muss die andere Brust in Form und Größe operativ angepasst werden. Das ist vor allem nötig, wenn die Brüste relativ groß sind oder eindeutige Zeichen einer Bindegewebsschwäche vorliegen (deutlich hängende Brust). Es gibt heute drei Implantat-Typen.

Für die operative Rekonstruktion der Brust gibt es mehrere Möglichkeiten, über die man sich ausführlich informieren sollte

Implantat-Typen

- Implantate, die mit Silikongel gefüllt sind,
- Implantate, die mit Kochsalzlösung gefüllt sind,
- Implantate, die mit Sojaöl gefüllt sind.

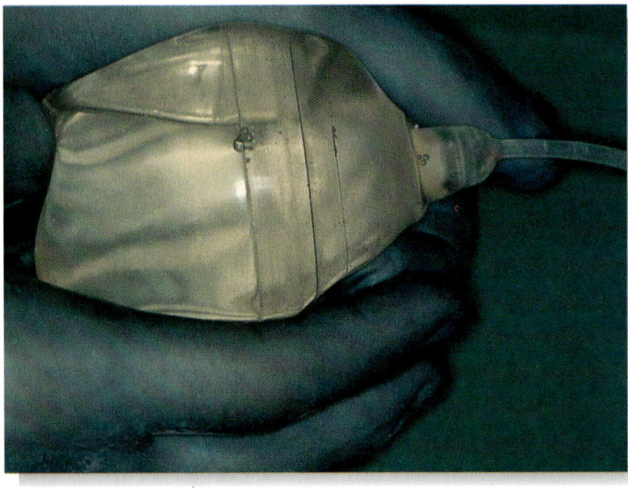

Handelsübliches Silikon-Brust-implantat

Allen Implantat-Typen gemeinsam ist eine Hülle aus festem Silikon. Dieses feste Silikon war übrigens nie Gegenstand medizinischer Diskussionen, es ist in vielen Bereichen der Medizin gebräuchlich und befindet sich in fast 70 Prozent aller Implantate, die in der Medizin eingesetzt werden. Umstritten war immer das Silikongel.

Implantate mit Kochsalzlösung

Aufgrund der langjährigen und immer noch nicht beendeten Silikondiskussionen hatte man zunächst die mit Kochsalzlösung gefüllten Implantate entwickelt.

Diese wurden zwar als sicher betrachtet, sind jedoch in ihren Eigenschaften den Silikonimplantaten unterlegen. Insbesondere fühlen sie sich anders an. Sie geben wesentlich weniger ein Gefühl, das an das natürliche »Brustgefühl« erinnert.

Wobei ganz klar gesagt werden muss, dass keine Form der heute vorhandenen Implantate sich genau wie eine normale Brust anfühlt.

Mit Sojaöl gefüllte Implantate

Durch die Entwicklung der mit Sojaöl gefüllten Implantate, die erst 1996 in Deutschland eingeführt wurden, hat man nun eine gleichwertige Alternative zu den Silikonprothesen gefunden. Mit dem Unterschied, dass nicht mehr das unsichere Gefühl herrscht, das die langjährigen Diskussionen um Silikon in vielen Frauen hinterlassen haben. Sojaöl ist sicher, ohne Nebenwirkungen und schon langjährig im medizinischen Einsatz (zum Beispiel als Trägerstoff für Medikamente).

Sojaöl kann im Körper abgebaut werden, da es sich um ein natürliches Fett handelt. Das ist wichtig, wenn die Prothese einmal reißen sollte und die Füllung direkt ins Gewebe gelangt, was zum Beispiel bei einem Verkehrsunfall passieren kann.

Zudem ist es strahlendurchlässig, so dass eine damit wiederaufgebaute Brust auch weiterhin mammographisch beurteilbar bleibt (im Gegensatz zum Silikon).

Derzeit werden diese mit Sojaöl gefüllten Prothesen zunehmend eingesetzt. Wenn sie sich so bewähren, wie es aufgrund der bekannten Eigenschaften zu erwarten ist, kann es durchaus sein, dass sich die leidige Silikonproblematik von selbst erledigt.

Silikonprothese

Silikongel wirft man vor, dass es Krebserkrankungen, Autoimmunerkrankungen (zum Beispiel Rheuma) und andere unspezifische Beschwerden auslösen könne. All das hat sich bisher nicht bestätigt. Bis heute gibt es keinen einzigen Beweis dafür, dass Sili-

kongel tatsächlich irgend etwas von dem verursachen könnte, was man ihm vorwirft. Dieser Ansicht hat sich sogar die relativ strenge amerikanische Gesundheitsbehörde FDA angeschlossen.
Trotzdem bleibt eine breite Verunsicherung zurück. Die »Arbeitsgemeinschaft für wiederherstellende Operationsverfahren in der Gynäkologie« als Teil der »Deutschen Gesellschaft für Gynäkologie und Geburtshilfe«, also der offiziellen Vertretung deutscher Frauenärzte, hat im Februar 1997 festgestellt: »Die Verwendung silikongelgefüllter Implantate ist erlaubt«.
Wenn Sie Ihre Entscheidung treffen müssen über den Wiederaufbau Ihrer Brust ist – wie gesagt – dies der beste Weg: Sprechen Sie mit Ihrem Frauenarzt ausführlich darüber. Stellen Sie Ihre Fragen. Lassen Sie es sich nicht nehmen, auch eine zweite oder dritte Meinung zu hören. Sollte Ihnen bei dem Gedanken an eine Silikonprothese unwohl sein und bleiben, dann entscheiden Sie sich für eine der Alternativen – die gibt es nämlich heute.

Verschiebungen von Haut und Muskel

Die Alternative besteht aus einer größeren Operation, bei der Haut von der Bauchdecke oder vom Rücken mit darunter liegendem Muskelgewebe vorsichtig abpräpariert und dann am Körper in den Brustbereich verschoben wird. Man nennt dies myokutane Lappenplastiken. Die ernährenden Blutgefäße müssen erhalten bleiben.

Vorteil: Es wird kein Fremdmaterial eingebracht, es gibt also keine Abstoßungsreaktionen.
Nachteile: Es handelt sich um große Operationen mit zum Teil großen Wundflächen. Daraus resultiert eine nicht zu unterschätzende Belastung für die betroffene Frau, die ja gerade erst eine anstrengende Krebsbehandlung hinter sich hat.
Das Gewebe kann wegen Störungen der Durchblutung teilweise absterben (was nur sehr selten passiert).
In etlichen Fällen muss die andere Brust operativ angeglichen werden.
Da es sich hierbei um relativ große und belastende Eingriffe handelt, sollten diese am besten in einer Klinik durchgeführt werden, die damit entsprechende Erfahrungen hat.
Auch hier ist wichtig: Man sollte sich gut informieren, außerdem natürlich mit dem Frauenarzt darüber sprechen und sich von ihm in ein entsprechend versiertes Zentrum überweisen lassen. Der richtigen Auswahl der Klinik kommt bei diesen Operationen eine große Bedeutung zu.

Selbsthaftende Brustform, die man bei Tag und bei Nacht tragen kann

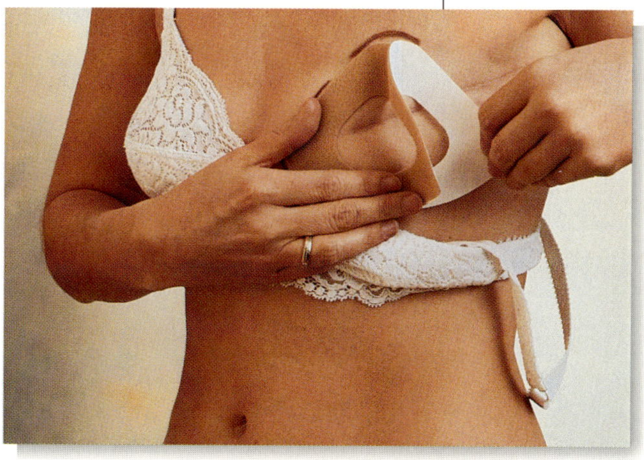

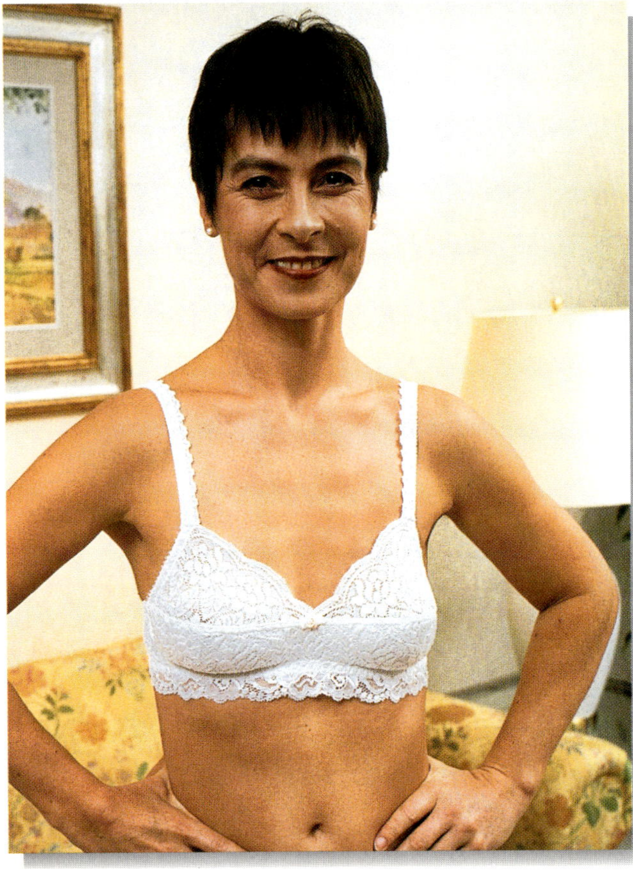

Selbst ein leichter, modischer Büstenhalter verdeckt die selbsthaftende Brustprothese gut

Brustersatz ohne Operation

Nicht jede Frau wünscht eine operative Rekonstruktion der Brust. Etliche entscheiden sich auch dafür, einen solchen Eingriff erst zu einem späteren Zeitpunkt durchführen zu lassen. In solchen Fällen kann man auf Brustprothesen aus körperverträglichen Kunststoffen zurückgreifen, die in den Büstenhalter eingelegt werden. Diese Prothesen bietet man in den meisten Kliniken nach der Krebsoperation schon während des Klinikaufenthaltes an. Sie können so noch vor der Klinikentlassung individuell angepasst werden. Nach außen hin sind sie absolut unauffällig, so dass die betroffenen Frauen in ihrer Umgebung überhaupt nicht auffallen. Das ist von enormer Bedeutung für die psychische Krankheitsbewältigung, wie schon mehrfach dargestellt wurde.

Bevorzugt werden heute selbsthaftende Prothesen, die man sogar ohne Büstenhalter direkt auf der Haut tragen kann. Sobald die Operationswunden verheilt sind, können sie benutzt werden. Diese Prothesen sind verschreibungsfähig, die Kosten übernehmen die Krankenkassen. Außerdem bezahlen die Kassen alle zwei Jahre eine neue Prothese, zwei Spezialbüstenhalter (falls erforderlich) und teilweise auch einen Spezialbadeanzug. Bei Fragen sollten Sie sich direkt an Ihre Krankenkasse wenden.

Wer sich nicht oder noch nicht zu einer wiederherstellenden Brustoperation entscheiden kann, sollte sich daher nicht dazu drängen lassen. Für diese Entscheidung dürfen Sie sich Zeit lassen.

Es ist letztlich Ihre ganz persönliche Entscheidung, Sie müssen damit leben und das Ergebnis tragen. Wenn Sie sich nicht sofort entschließen wollen, besprechen Sie das mit Ihrem Arzt. Lassen Sie sich ruhig eine solche Prothese verschreiben.

Sollten Sie später einer wiederherstellenden Operation zustimmen, entsteht Ihnen durch das Abwarten kein Nachteil. Das bezieht sich natürlich nur auf den Wiederaufbau der Brust – die operative Behandlung einer Krebserkrankung muss möglichst bald nach der Diagnose erfolgen!

Seelische Belastung nach der Operation

Die Krebsoperation der Brust hinterlässt nicht nur körperliche, sondern vor allem auch seelische Spuren. Die Diagnose Krebs führt uns immer vor Augen, dass unser Leben nicht ewig währt. Krebs ist für viele immer noch gleichbedeutend mit Tod. Diese Gleichsetzung wirkt zunächst wie ein Schock, und es dauert eine gewisse, individuell sehr verschiedene Zeit, bis die betroffene Frau versteht, was das eigentlich bedeutet und was eigentlich passiert ist.
Das ganze Leben wird jetzt neu gewichtet. Vieles, was bisher sehr wichtig war, rückt in den Hintergrund und umgekehrt. Mit einem Male tauchen Fragen auf, die man sich möglicherweise früher nie gestellt hat. Fragen nach dem Sinn und Inhalt seines Lebens. Und es besteht die ohne Zweifel große Sorge, wie es wohl weitergehen wird, wieviel Zeit noch bleibt, was noch alles kommen wird – Schmerzen, Operationen, Tod.

Psychologische Hilfen

Optimal wäre es, wenn jede Klinik, die krebskranke Patienten behandelt, auch über einen gut ausgebildeten psychologischen Dienst verfügen könnte. Dies ist leider nicht der Fall, und sehr viel der notwendigen psychischen Unterstützung müssen zeitlich überlastete und diesbezüglich nicht geschulte Stationsärzte übernehmen. Im günstigen Fall steht hinter der betroffenen Frau noch eine intakte und besorgte Familie, die ihr in dieser Situation zur Seite steht. Aber in nicht wenigen Fällen fehlt es auch daran. Insgesamt ist das Problem der psychologischen Betreuung von Krebskranken in unserem Land noch sehr unzureichend gelöst. Angesichts der Bestrebungen zur Kostendämpfung in unserem Gesundheitswesen kann hier in absehbarer Zeit wohl auch wenig Abhilfe erwartet werden.
Für Sie bestehen aber verschiedene Möglichkeiten, selbst aktiv zu werden:

- Nutzen Sie die Zeit in der Klinik, um in eingehenden Gesprächen mit den Ärzten alles zu erfahren, was es über Ihre ganz persönliche Situation zu erfahren gibt.
- Mobilisieren Sie Ihre Familie und Ihren Freundeskreis, damit Sie jemanden haben, der Ihnen zuhört und Ihre Sorgen ernst nimmt.
- Und nutzen Sie die Möglichkeit, die Ihnen die Selbsthilfegruppen bieten. Bei der Kontaktaufnahme können Ihnen helfen: Ihr Frauenarzt, Ihr Hausarzt oder der sozialmedizinische Dienst Ihrer Klinik (siehe auch »Nützliche Adressen« im Anhang). Auch wenn Sie glauben, Sie seien kein Typ für eine Selbsthilfegruppe, versuchen Sie es trotzdem. Häufig kommen in den Gruppen Frauen zusammen, die sich gegenseitig viel Kraft geben können, mit ihrer Situation klarzukommen, und die keineswegs – wie oft befürchtet – nur ihr Schicksal beklagen.

Kämpfen Sie so aktiv wie nur möglich gegen eine Verdrängung der Krankheit an

Kämpfen Sie so aktiv wie nur irgend möglich gegen eine Verdrängung der Krankheit an. Dadurch können Sie mögliche Depressionen mildern oder sogar verhindern und dabei lernen,

mit der Erkrankung zu leben. Falls Sie sich aber trotz aller Möglichkeiten und eigener Bemühungen überfordert fühlen, falls Sie sich nicht in der Lage sehen, die Krebserkrankung zu verarbeiten, bleibt immer noch die Möglichkeit einer psychotherapeutischen Betreuung. Ihr Arzt kann Sie dann an einen Psychotherapeuten oder an einen Psychologen überweisen.
In den meisten Fällen werden die Kosten von den Krankenkassen übernommen, wobei man dies jedoch unbedingt in jedem Einzelfall vorher abklären muss.
Ebenfalls sehr hilfreich kann eine Rehabilitationsmaßnahme sein. Jeder an Brustkrebs erkrankten Patientin stehen innerhalb der ersten Jahre nach der Diagnose und Erstbehandlung bis zu drei Rehabilitationskuren zu, auf jeden Fall eine Kur, Wiederholungskuren dagegen nur soweit medizinisch begründet und notwendig. Diese Nachsorgekuren werden in entsprechend spezialisierten Kliniken durchgeführt. Nützlich sind die Kuren in mehrfacher Hinsicht:

- Durch eine gezielte krankengymnastische Behandlung gelingt es den betroffenen Frauen besser und schneller, nach einer Operation wieder eine möglichst weitgehende, in den meisten Fällen sogar vollständige körperliche Belastbarkeit zu erlangen.
- Sie persönlich erhalten psychologische Hilfestellung bei der Verarbeitung der Krankheit.
- Zudem lernen Sie andere Frauen kennen, die wie Sie selbst an Brustkrebs (oder anderen Krebserkrankungen) leiden. Sie können sich über Ihre Sorgen und Probleme austauschen und nicht zuletzt miteinander lernen, die Krankheit zu bewältigen.
- Insgesamt gesehen ist das Ziel der Rehabilitation, mit der Krankheit und der erfolgten Therapie leben zu lernen – körperlich und psychisch.

Sprechen Sie bereits in der Klinik mit den behandelnden Ärzten darüber, lassen Sie schon dort die entsprechenden Anträge stellen.

Partnerprobleme

An der Tatsache, dass die Brust kein Organ ist wie jedes andere und vor allem eine überaus wichtige Rolle in den Bereichen Selbstbewusstsein, Wohlbefinden und Sexualität spielt, kommt man nicht vorbei.
Der Verlust einer Brust beeinträchtigt daher das Leben einer Frau wesentlich mehr als der Verlust der Gallenblase, und sogar noch mehr als der Verlust der Gebärmutter und der Eierstöcke. All diese Verluste bleiben nämlich unter einer Narbe verborgen und sind unsichtbar.
Das Fehlen der Brust fällt aber bei jedem Blick in den Spiegel auf, bei jedem Duschen oder Baden, bei jedem An- oder Umkleiden. Und es fällt auch dem Partner auf.

Bewährungsprobe

Leider scheint für viele Männer auch nach langjähriger Ehe immer noch ein großer Teil der Attraktivität auf das Äußere der Frau fixiert zu sein.
In etlichen Fällen geht bedauerlicherweise die Partnerschaft nach einer

Brustkrebsoperation in die Brüche. Meistens beginnt es damit, dass der Mann sich von seiner Frau zurückzieht und den körperlichen Kontakt meidet. Er gibt ihr mehr oder weniger direkt zu verstehen, dass er sie nun nicht mehr als vollwertige Frau betrachtet. Für die ohnehin schon belastete Frau ist dies eine sehr traurige und extrem unerquickliche Situation. Dass sich beim männlichen Partner in dieser Bewährungsprobe nicht selten große emotionale Defizite offenbaren, lindert den seelischem Schmerz erst einmal nur wenig.

Zusammenhalt und partnerschaftliche Hilfe

Glücklicherweise gibt es aber auch viele Partner, die gerade jetzt ganz fest zueinander halten, um dieses Schicksal gemeinsam zu tragen und das Beste daraus zu machen. Jeder betroffenen Frau ist aus ganzem Herzen nur zu wünschen, dass sie mit einem Mann zusammenlebt, der diesen Weg mit ihr gemeinsam geht und sie nicht in einem Moment verlässt, indem eine Frau seine Nähe mehr braucht als jemals zuvor. Ein Mann, der auch im Sexuellen genug Geduld hat, damit sie ihre neue Situation zunächst verarbeiten und zu sich finden kann. Sollten Sie bemerken, dass Ihre Beziehung unter der krankheitsbedingten Situation leidet und Ihre Partnerschaft gefährdet ist, zögern Sie nicht, mit Ihrem Partner darüber zu sprechen. Suchen Sie auch gemeinsam professionelle Hilfe. An wen Sie sich wenden können, wer möglicherweise schon Erfahrungen mit diesem Problem hat, das sind Fragen, die man ihnen meist in einer Selbsthilfegruppe beantworten kann. Hilfreiche und sachkundige Auskünfte geben auch der Sozialdienst Ihrer behandelnden Klinik und die Landesverbände der Frauenselbsthilfe nach Krebs e. V. (siehe Adressen im Anhang des Buches).

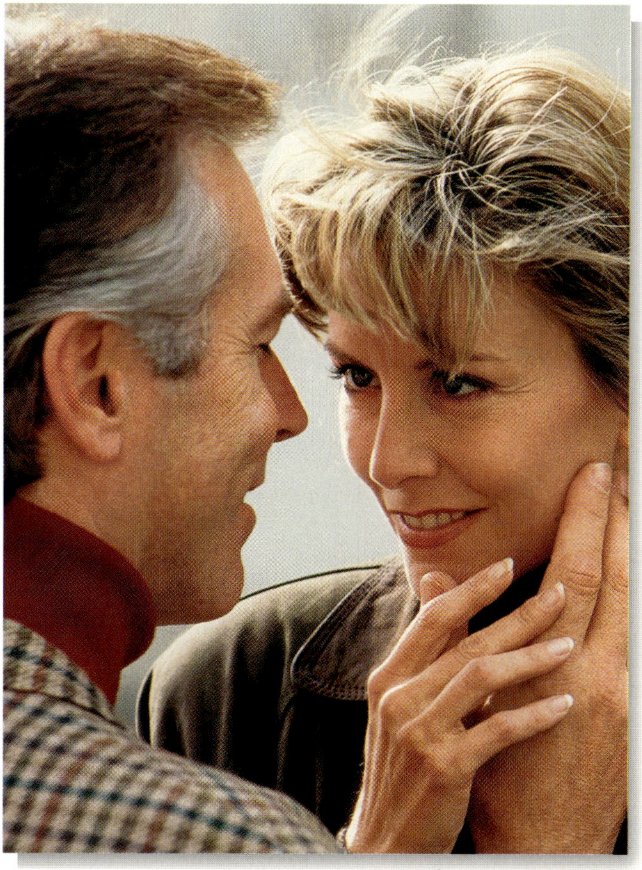

Ein verständnis- und liebevoller Partner kann der Frau nach der Krebsoperation sehr helfen, mit den seelischen Belastungen besser fertig zu werden

Körperliche Beschwerden

Angesichts der beschriebenen seelischen und partnerschaftlichen Probleme haben die rein körperlichen Beschwerden nach einer Krebsopera-

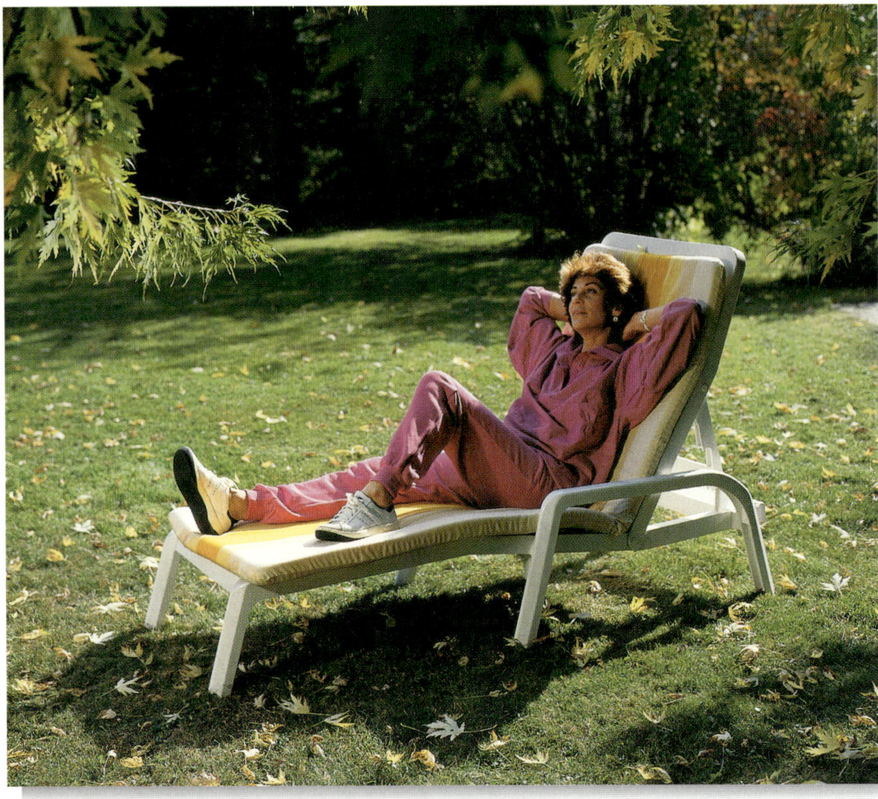

Versuchen Sie nach der Operation, sich zu entspannen und zu sich selbst zu finden

tion der Brust sicherlich eine untergeordnete Bedeutung, zumal sie seltener und in den weitaus meisten Fällen gut zu behandeln sind.

Das häufigste Problem ist der Lymphstau des gleichseitigen Armes, das Lymphödem. Dazu kommt es, weil im Rahmen der Entfernung der Lymphknoten aus der Achselhöhle auch Lymphbahnen, die aus dem Arm nach oben ziehen, unterbrochen werden. Überall im Körpergewebe wird Gewebsflüssigkeit gebildet, die in feinen Lymphkapillaren aufgenommen und dann über Lymphgefäße in das Venensystem geleitet wird. Im Verlauf dieser Lymphbahnen gibt es jeweils mehrere Lymphknoten, die wie ein Filter wirken. Wenn bei bösartigen Erkrankungen Zellen in das gesunde Gewebe vorwuchern, gelangen sie auch in die Lymphkapillaren und in die etwas größeren Lymphgefäße. Sie werden aber – zumindestens in der frühen Phase der Tumorausbreitung – in den nächsten Lymphknoten herausgefiltert und bleiben dort regelrecht hängen. Die Lymphgefäße der Brustdrüse verlaufen zur Achselhöhle, wo eine Vielzahl von Lymphknoten sitzt.

Bei einem Lymphödem kann die Lymphflüssigkeit nicht mehr wie gewohnt abfließen. Infolgedessen führen alle Beeinträchtigungen, die mit einer erhöhten Produktion von Lymphe einhergehen, zu einer Schwellung des

Arms. Dazu gehören extreme Belastungen wie schwere Arbeit, Heben, aber auch Verletzungen und Entzündungen sowie alle Beeinträchtigungen, die zu einer deutlich erhöhten Durchblutung führen.
Um einem Lymphödem vorzubeugen, können Sie einiges tun (siehe rechts). Falls es schon zu einem Lymphödem gekommen ist, kann man dieses durch eine Lymphdrainage deutlich mildern. Tragen Sie dann soweit möglich einen Kompressionsverband. Lagern Sie den Arm, so oft es geht, hoch.
Bewegungseinschränkungen des Arms treten meist nur vorübergehend während der Phase der Wundheilung auf.
Sonstige bedeutsame körperliche Belastungen sind nach einer Operation der Brust sehr selten.
Erforderliche krankengymnastische Behandlungen und Lymphdrainagen verschreibt Ihnen der Frauenarzt oder der Hausarzt.

Wo Sie sonst noch Unterstützung finden

Solange Einschränkungen der körperlichen Leistungsfähigkeit vorliegen, gibt es folgende Unterstützungsmöglichkeiten: Hilfen im Haushalt, die von der Krankenkasse bezahlt werden, vor allem bei Frauen, die Kinder zu versorgen haben; medizinische Hilfen durch ambulante Pflegedienste; Essen auf Rädern; Hausnotrufdienst.
Grundsätzlich hat man nach Krebsoperationen das Recht, einen Schwerbehindertenausweis zu beantragen. Ob er bewilligt und welcher Grad der Behinderung darin zuerkannt wird, hängt von der individuellen Entscheidung des Versorgungsamtes ab.
Ein Schwerbehindertenausweis verschafft zwar viele Vergünstigungen, bringt aber auch Nachteile mit sich. Für Berufstätige zum Beispiel, die einen neuen Arbeitsplatz suchen, ist

Lymphödemen vorbeugen

- Arbeiten Sie nicht stundenlang mit dem betroffenen Arm; Schonung ist hier angebracht.
- Tragen Sie keine einengende Kleidung.
- Tragen Sie keine Umhängetasche auf der operierten Seite.
- Vermeiden Sie starke Hitzeeinwirkungen, also auch nicht in die Sauna gehen!
- Führen Sie an dem Arm keine Wechselduschen durch.
- Betreiben Sie keinen Sport, bei dem der betroffene Arm einseitig belastet wird, zum Beispiel Tennis oder Squash.
- Lassen Sie sich an diesem Arm möglichst keine Injektionen setzen und auch keine Akupunktur durchführen.
- Verletzungen des Arms müssen umgehend von einem Arzt sachgemäß behandelt werden.
- Nutzen Sie bei Arbeiten, die mit einem gewissen Verletzungsrisiko einhergehen, alle zur Verfügung stehenden Sicherheitsmaßnahmen. Dazu gehören auch so banale Dinge wie der Fingerhut beim Nähen.

es oftmals schwieriger, eine Stelle zu bekommen.
Insgesamt gesehen stehen nach einer Krebsbehandlung eine ganze Reihe von Möglichkeiten offen, um die neue Situation bewältigen zu können.
Was in Ihrem konkreten Fall angebracht oder notwendig ist, müssen Sie individuell im Gespräch mit Ihrem Frauenarzt klären. Wenn nötig, kann auch der Sozialdienst der Klinik, in der Sie operiert wurden, eingeschaltet werden. Dort laufen oft sehr viele Informationen zusammen, die Ihnen entscheidend helfen können. Fragen Sie einfach danach!

Bestrahlung – ja oder nein?

Ob eine Strahlentherapie nach der Operation nötig ist, hängt ganz vom individuellen Fall ab

Nach Entdeckung der radioaktiven Strahlen und der damit verbundenen diagnostischen und therapeutischen Möglichkeiten wurden Bestrahlungen anfangs bei der Behandlung von Krebserkrankungen sehr unkritisch angewandt. Infolgedessen kam es zu einigen erschreckenden Komplikationen. Davon waren nicht nur die Patienten, sondern auch die Anwender, die Ärzte betroffen. Im Lauf der Zeit lernte man, wie man mit der Strahlentherapie umzugehen hat, und entwickelte sichere Techniken.

Strahlentherapie in jedem Fall?

Neben der sicheren Anwendung konnte man dann auch bald verhältnismäßig zuverlässig festlegen, in welchen Fällen eine Strahlentherapie sinnvoll ist beziehungsweise welche Patientin im individuellen Fall davon profitiert. Dies wird heute sorgfältiger denn je bedacht.

Nach einer brusterhaltenden Operation, also der Entfernung des Tumors sowie der Lymphknoten in der Achselhöhle, ist eine Bestrahlung der Brust unbedingt erforderlich.
Die Bestrahlung soll noch verbliebene Tumorzellen, zum Beispiel in den Lymphwegen der Brust, zerstören.
Die Bedeutung dieser Behandlung wird klar, wenn man weiß, dass es ohne diese Nachbestrahlung in fast 30 Prozent der Fälle zu einem erneuten Tumorwachstum (Rezidiv) kommt. Mit Bestrahlung dagegen sind es nur in etwa 5 Prozent.
Nach einer Entfernung der gesamten Brust muss in jedem Einzelfall entschieden werden, ob eine Bestrahlung sinnvoll ist. Das ist dann der Fall, wenn der Tumor bereits groß war oder aber in die Wand des Brustkorbes eingewachsen ist.
Die behandelnden Ärzte besprechen die Vorgehensweise mit der Patientin, die dann auch ihre Fragen stellen kann. Was sehr wichtig ist, da die zuvor erwähnten Komplikationen heute

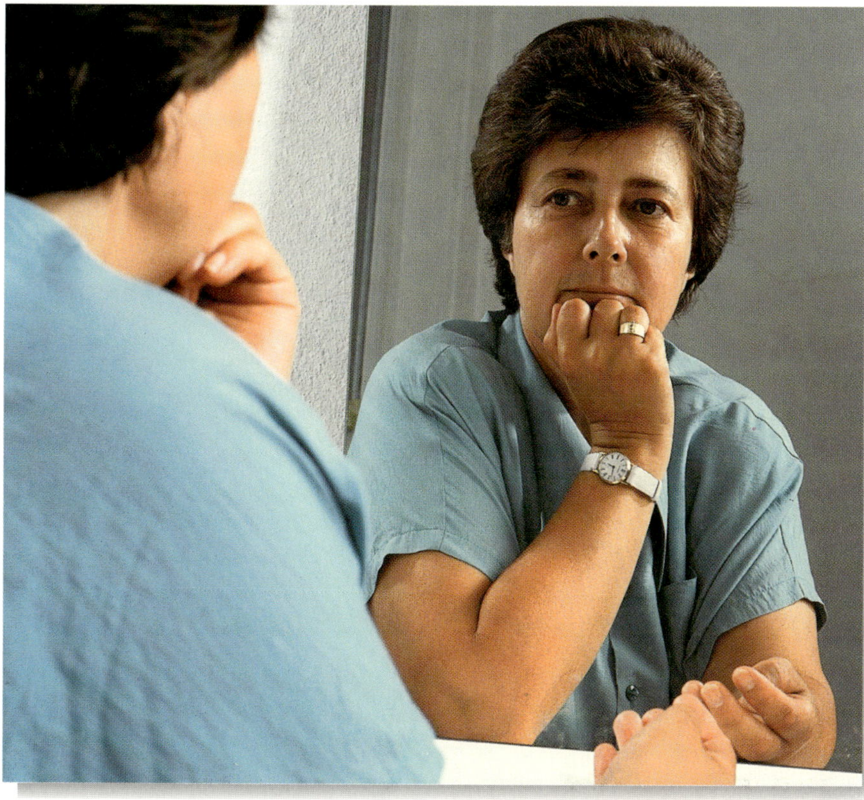

In der Zeit nach der Operation macht sich eine Frau häufig Sorgen und Gedanken, wie es nun weitergeht

noch immer in der Vorstellung vieler Menschen »herumgeistern«. Sachliche Information und ausführliche Gespräche (auch mit anderen betroffenen Frauen) helfen hier am besten, Befürchtungen und Ängste abzubauen. Aktivität seitens der betroffenen Frau – im Sinne von sich ausführlich informieren und an der Behandlung bewusst teilnehmen – kann für sie nur von Nutzen sein.

Im Allgemeinen wird heute die operative Behandlung (gegebenenfalls in Kombination mit einer Nachbestrahlung) einer alleinigen Strahlentherapie vorgezogen.

Nur bei Patientinnen, die man aufgrund ihres ungünstigen Allgemeinzustandes nicht operieren sollte, wird stattdessen bestrahlt.

In manchen fortgeschrittenen Fällen kann es allerdings sinnvoll sein, zuerst den Tumor durch eine Bestrahlung zu verkleinern, um ihn dann korrekt operativ behandeln zu können.

Von diesem Vorgehen geht man heute jedoch mehr und mehr ab, da man erkannt hat, dass sich die Chemotherapie besser eignet; sie wirkt nicht nur sicherer, sondern außerdem auch auf Krebszellen, die den Tumor bereits verlassen haben und im Körper »unterwegs« sind. Zudem vermeidet man Wundheilungsprobleme, die auftreten können, wenn das Gewebe im Operationsbereich zuvor bestrahlt wurde.

Bestrahlung der Achselhöhle

Die Bestrahlung der Achselhöhle geht mit einem deutlich erhöhten Risiko eines später auftretenden Lymphstaus im betroffenen Arm (Lymphödem) einher. Daher wird die Achselhöhle heute nur noch bestrahlt, wenn nach einer Operation Tumorreste zurückgeblieben sind.

Allerdings zeichnet sich ab, dass bei fortgeschrittenem Befall der Lymphknoten in der Achselhöhle ebenfalls die Chemotherapie wirksamer als eine Bestrahlung ist. Sie wird deshalb in den meisten Fällen der Bestrahlung vorgezogen.

Hautreaktionen vermeiden

- Die bestrahlte Haut sollte während der Strahlentherapie nicht gewaschen werden.
- Zur Hautpflege sollten Sie lediglich Babypuder verwenden.
- Benutzen Sie weder Salben oder Öle noch Sprays.
- Mechanische Belastungen der bestrahlten Hautgebiete sollten Sie vermeiden. Dazu zählen das Massieren, Bürsten und Kratzen.
- Meiden Sie andere Strahlenquellen, dazu gehören intensive Sonneneinstrahlungen ebenso wie Solarien usw.
- Keine Überwärmung, zum Beispiel durch das Auflegen einer Wärmflasche, oder übermäßige Abkühlung, beispielsweise mit einem Eisbeutel.
- Möglichst keine Pflaster auf die bestrahlte Haut kleben.

Die Bestrahlung der Lymphkoten ober- und unterhalb des Schlüsselbeins sollte nur noch in sehr wenigen Ausnahmefällen erfolgen.

Bestrahlung bei Tochtergeschwülsten

Nicht verzichten kann man auf die Strahlentherapie zur Behandlung von Tochtergeschwülsten, die sich im Bereich des Knochensystems sowie des Gehirns befinden.

Der Brustkrebs breitet sich besonders häufig in die Knochen aus. Dabei sind vor allem die Wirbelsäule und der Oberschenkel betroffen.

Die betroffenen Knochen können ihre Stabilität verlieren, oft kommt es zu Knochenbrüchen (Frakturen), die auch ohne ein Unfallereignis auftreten können. Man spricht dann von pathologischen Frakturen.

Daneben sind diese Prozesse häufig sehr schmerzhaft. Die Strahlentherapie führt hierbei zu einer Zerstörung der Tumorzellen, gleichzeitig aber auch zur Stabilisierung und zur Schmerzlinderung.

Die Erfolge sind oftmals beeindruckend gut!

Nebenwirkungen: Strahlenreaktionen

Als Nebenwirkungen der Bestrahlung der Brust sind vor allem die Hautreaktionen zu nennen, die sich wie ein Sonnenbrand äußern.

Nur in sehr seltenen Fällen, bei hoher Dosis, kann es zu Geschwüren mit größeren Gewebedefekten kommen. Diese werden jedoch heute durch exakte computergesteuerte Berech-

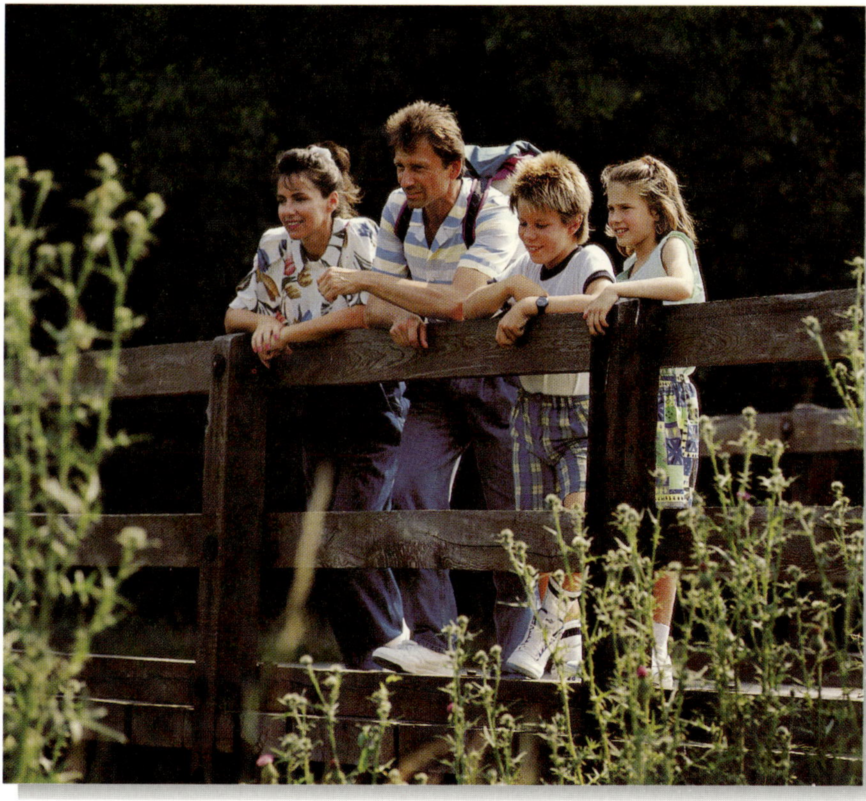

Das Familienleben sollte trotz der schwierigen Situation während und nach einer Krebserkrankung nach Möglichkeit nicht zu kurz kommen

nungen sowie moderne Bestrahlungstechniken vermieden.
Als Spätfolgen sind möglich:

- eine Verdünnung der Haut, die dann sehr empfindlich wird,
- Veränderungen der Pigmentverteilung,
- Bindegewebsreaktionen mit Verformung der Brust und Einziehungen der Haut.

Aber auch diese Nebenwirkungen sind heute selten geworden.
Sie können selbst mithelfen, Hautreaktionen zu vermeiden, so dass die Bestrahlung für Sie gut verträglich wird. Im Kasten rechts finden Sie die wichtigsten Punkte, die es dabei zu beachten gilt. Alle Maßnahmen dienen dazu, eine zusätzliche Belastung der Haut zu verhindern.

Ergänzende Therapieformen

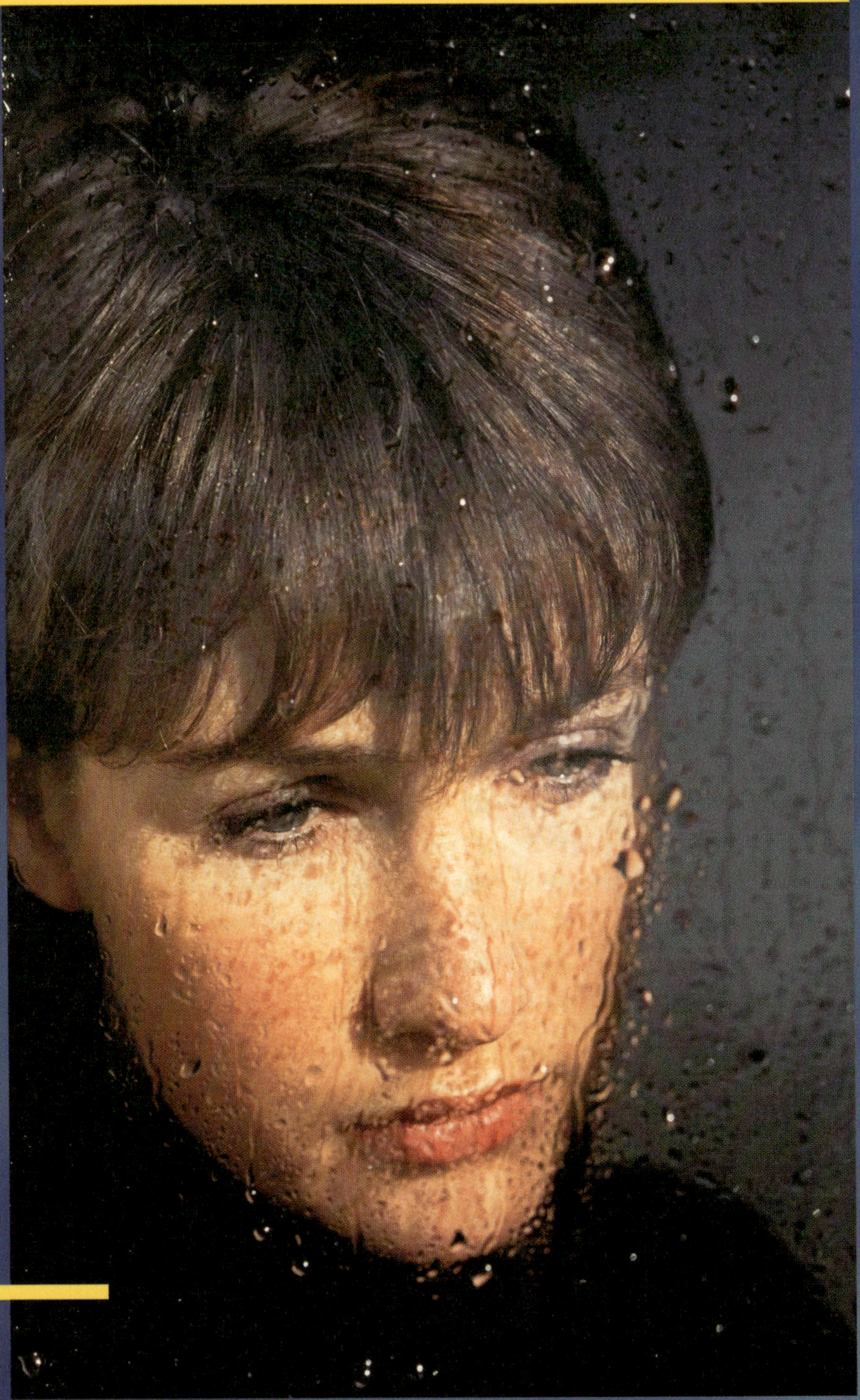

Behandlung mit Hormonen

Mit der operativen Behandlung ist in etlichen Fällen die Therapie abgeschlossen, weitere Maßnahmen sind dann nicht mehr erforderlich.
Dies ist im Allgemeinen der Fall, wenn die aus der Achselhöhle entfernten Lymphknoten keinen Tumorbefall zeigen. Nur in den Fällen, in denen die Untersuchungsergebnisse auf ein deutlich erhöhtes Risiko hinweisen, wird heute noch eine Zusatztherapie erfolgen.
Zur Ergänzung der Behandlung durch operatives Entfernen des eigentlichen Tumors stehen heute zwei Wege offen: die Hormontherapie und die Chemotherapie.
Welche dieser beiden Möglichkeiten im Einzelfall die bessere ist und von welcher Sie als betroffene Patientin in Ihrem konkreten Fall mehr profitieren, muß Ihr Arzt auf der Basis aller erhobenen Befunde entscheiden.
Grundsätzlich weiß man heute, dass eine Frau, die noch regelmäßige Monatsblutungen hat, eher von einer Chemotherapie profitiert (wenn die Therapie überhaupt angebracht ist). Diese Frauen nennt man prämenopausale Patientinnen.
Eine Frau in oder nach den Wechseljahren hat in den meisten Fällen dagegen den größeren Nutzen von einer Hormontherapie. Hier spricht man von postmenopausalen Patientinnen.
Wenn Tochtergeschwülste nicht nachweisbar sind, aber ein erhöhtes Risiko besteht, dass eine Tumorausbreitung bereits stattgefunden hat, nennt man die zusätzliche Therapie adjuvant. Sie dient der Unterstützung der Operation. Man geht dabei davon aus, dass man durch Medikamente, die im ganzen Körper wirken, weil sie über das Blut verteilt werden, einzelne bereits verstreute Tumorzellen angreifen und zerstören kann.
Eine adjuvante Therapie kann als Hormon- oder als Chemotherapie erfolgen. Um Missverständnissen vorzubeugen: Die adjuvante Therapie ist keine »leichte« Therapie, bei der man eventuell verminderte Dosierungen anwendet. Es handelt sich um dieselben Chemotherapieschemata und Hormonbehandlungen, die man auch bei fortgeschrittenen Tumorstadien empfehlen würde.

In manchen Fällen ist nach der operativen Behandlung eine Zusatztherapie nötig

Die Hormontherapie

Wenn in den Lymphknoten der Achselhöhle Tumorzellen nachweisbar sind oder aber der Tumor besondere Merkmale zeigt, die auf eine erhöhte Gefährdung durch den Tumor hinweisen können, dann sollte bei Frauen in oder nach den Wechseljahren in den meisten Fällen eine Hormontherapie bevorzugt werden.
Außerdem ist die Hormontherapie bei Patientinnen mit bereits nachweisbaren Tochtergeschülsten (Metastasen) in den meisten Fällen vorzuziehen, unabhängig vom Alter der Patientin.

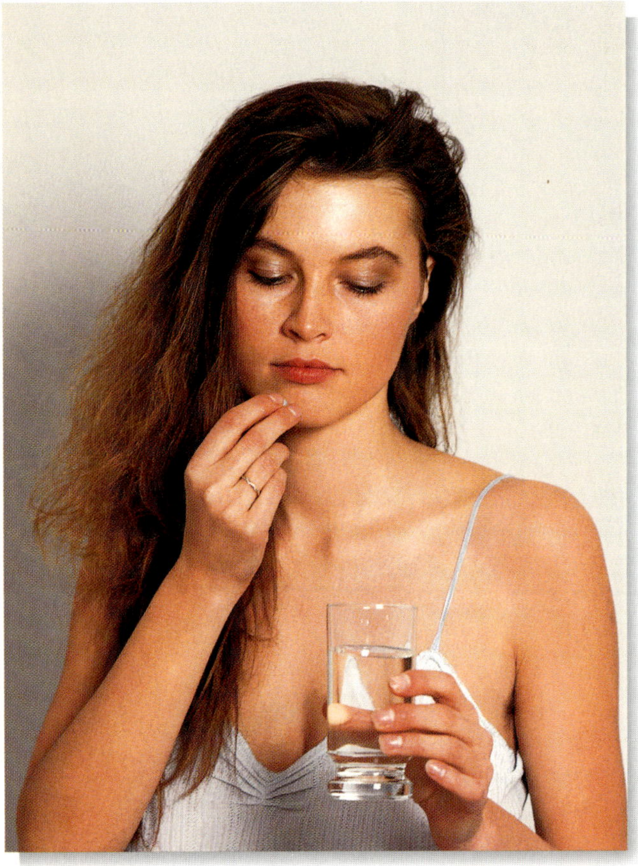

Von den meisten Frauen wird die Hormontherapie ausgezeichnet vertragen

Es gibt heute verschiedene hormonell wirksame Medikamente. Der gemeinsame Nenner der meisten: Sie reduzieren die Wirkung der weiblichen Geschlechtshormone, der Östrogene.
Man weiß heute, dass diese Hormone, die jede Frau auch nach den Wechseljahren noch bildet, das Wachstum vieler Tumoren der Brust unterstützen. Aber: Die Östrogene lösen kein Krebswachstum aus, sie sind also nicht dafür verantwortlich!
Die einzelnen Substanzen gehören in folgende Gruppen: Antiöstrogene, Aromatasehemmer, Gonadotropinhemmer und Gestagene.

Antiöstrogene

Die Antiöstrogene blockieren in den Tumorzellen die Rezeptoren, über die die Östrogene wirken können. Das Standard-Antiöstrogen heißt derzeit Tamoxifen. Nebenwirkungen sind sehr selten und wenn, dann im Allgemeinen sehr milde ausgeprägt.

Aromatasehemmer

Die Bildung von Östrogenen erfolgt nicht nur in den Eierstöcken, sondern auch in anderen Körpergeweben. Dazu benötigt der Körper ein bestimmtes Enzym, die Aromatase. Diese kann in ihrer Wirksamkeit gehemmt werden, die dazu benötigten Medikamente heißen Aromatasehemmer.
Durch die Entwicklung eines neuen Präparats ist es gelungen, auch hier fast ohne Nebenwirkungen auszukommen. Nur noch äußerst selten treten – meist sehr milde ausgeprägte – Reaktionen auf, zum Beispiel Kopfschmerzen, Schwindel, Lethargie, Juckreiz, Hautrötungen.

GnRH-Agonisten

Die Aktivität der Eierstöcke wird vom Gehirn aus gesteuert. Dazu wird im Körper ein steuerndes Hormon produziert, das Gonadotropin-Releasing-Hormon oder kurz GnRH genannt.
Nun gibt es Substanzen, welche die GnRH-Rezeptoren besetzen und dann blockieren. Diese heißen GnRH-Agonisten. Dadurch kann die Funktion der Eierstöcke vollständig ausgeschaltet werden.
Wenn man diese Substanzen später weglässt, arbeitet das gesamte Hormonsystem wieder wie zuvor. Es treten

keine Nachwirkungen oder späteren Funktionsausfälle auf.
Diese Substanzen kommen nur bei Frauen vor den Wechseljahren zum Einsatz, da ja nur dann die Eierstöcke noch »arbeiten« und Östrogene in nennenswerter Menge bilden.
Die Nebenwirkungen entsprechen den Beschwerden, die durch die Wechseljahre selbst hervorgerufen werden können. Sie verschwinden alle wieder, sobald die Behandlung beendet worden ist.

Gestagene

Gestagene sind Substanzen, die in ihrer Wirkung dem Gelbkörperhormon (Progesteron) entsprechen. Diese wirken über mehrere Mechanismen:
Zum einen unterdrücken sie die Funktion der Eierstöcke, zum anderen greifen sie direkt Tumorzellen an und hemmen deren Wachstum.
Leider zeigen Gestagene von allen hier genannten Hormonen am häufigsten Nebenwirkungen, wenn sie in einer gegen den Tumor wirksamen Dosis gegeben werden. Diese Dosis liegt wesentlich höher als die, die in der Pille zur Empfängnisverhütung benötigt wird.
Unter anderem kann es zu Gewichtszunahme, Thrombosen und Embolien, Störungen der Leberfunktion, Verschlechterung einer bestehenden Zuckerkrankheit, eines bestehenden hohen Blutdrucks oder einer bestehenden Herzerkrankung kommen.
Daher werden Gestagene zur Tumorbehandlung meist erst in den Fällen verordnet, bei denen die anderen Mittel keine ausreichende Wirkung gezeigt haben oder aber eine anfänglich gute Wirkung nachlässt, was bedeutet, dass es zu einem Fortschreiten der Erkrankung gekommen ist.

Bewertung der Hormontherapie

Mit der Hormontherapie verfügen wir heute über die Möglichkeit, eine sinnvolle und oft wirksame Behandlung sogar fortgeschrittener Fälle von Brustkrebs durchzuführen.
Die Hormontherapie ist in aller Regel arm an Nebenwirkungen, erfahrungsgemäß vertragen die weitaus meisten Frauen diese Mittel ausgezeichnet.
Dies sollte dazu beitragen, die Angst so deutlich zu mildern, dass Sie und jede andere Frau sich heute nicht mehr scheuen sollten, zum Arzt zu gehen, wenn auffällige Befunde der Brust vorliegen.
Wenn sich heute Frauen mit fortgeschrittenen Brustkrebserkrankungen in der Klinik vorstellen, geben viele an, sie seien insbesondere deshalb nicht zum Arzt gegangen, weil sie Angst vor der Chemotherapie hätten.
Man sollte jedoch bei aller verständlichen Angst bedenken, bevor tatsächlich kostbare Zeit verstreicht: In sehr vielen Fällen von Brustkrebs kann heute auf eine Chemotherapie verzichtet werden. Mit ein Grund dafür ist insbesondere, weil wir heute über die zuvor beschriebenen Möglichkeiten der Hormontherapie verfügen. Und diese ist – wie bereits ebenfalls erwähnt – sehr gut verträglich und arm an Nebenwirkungen.

Östrogene lösen kein Krebswachstum aus; sie sind also nicht dafür verantwortlich

Die Chemotherapie

Wenn man nachfragt, welche Vorstellungen jemand mit dem Begriff Krebs verbindet, wird immer wieder sehr bald die Chemotherapie genannt. Die wenigsten Menschen haben aber eine genauere Vorstellung, worum es sich dabei handelt.

Was ist eine Chemotherapie?

Unter Chemotherapie verstehen wir die Behandlung mit Substanzen, die das Wachstum von Zellen, insbesondere von Krebszellen hemmen sollen. Diese Substanzen nennt man in der Fachsprache Zytostatika. Davon gibt es heute über dreißig, die zum Teil ganz unterschiedlich wirken, und aus diesem Grund können sie auch sehr unterschiedliche Nebenwirkungen verursachen.

Es gibt heute verschiedene Möglichkeiten, die Nebenwirkungen der Chemotherapie zu mindern

Die meisten Zytostatika werden in Form von Infusionen oder intravenösen Spritzen verabreicht.
Eine Chemotherapie wird in den weitaus meisten Fällen mit einer Kombination von zwei oder drei solcher Zytostatika durchgeführt. Diese werden im Allgemeinen in Form von Infusionen gegeben.
Bestimmte Kombinationen haben sich in der Behandlung von Brustkrebserkrankungen als wirksam und tolerabel erwiesen. Am gebräuchlichsten sind heute die Therapieschemata mit Cyclophosphamid, Methotrexat und 5-Fluorouracil (CMF-Schema), mit Epirubicin und Cyclophosphamid (EC) und mit 5-Fluorouracil, Epirubicin und Cyclophosphamid (FEC).
Das Konzept der Chemotherapie klingt auf den ersten Blick bemerkenswert einfach: Die Krebszellen mit Medikamenten zerstören oder wenigstens ihr Wachstum hemmen. Die Sache hat aber einen Haken: Zytostatika wirken in gleicher Weise auf die übrigen Zellen des Körpers.
Die größte Wirkung entfalten diese Zytostatika an Geweben, deren Zellen sich relativ rasch teilen und vermehren. Die bösartigen Geschwülste sind solche Gewebe. Aber auch die blutbildenden Zellen und die Schleimhäute des Darms gehören dazu. Aus der Wirkung auf diese »normalen« Gewebe resultieren die Nebenwirkungen der Chemotherapie.

Nebenwirkungen der Chemotherapie

Besonders bedeutsam ist die Wirkung auf das Knochenmark und die dort liegenden blutbildenden Zellen. Dazu gehören auch die Zellen, die für die Immunabwehr verantwortlich sind, die weißen Blutkörperchen, sowie die Blutplättchen, die für die Blutgerinnung sorgen.
Infolgedessen können Zytostatika Blutarmut, eine allgemeine Abwehrschwäche des Körpers, aber auch eine Blutungsneigung verursachen.

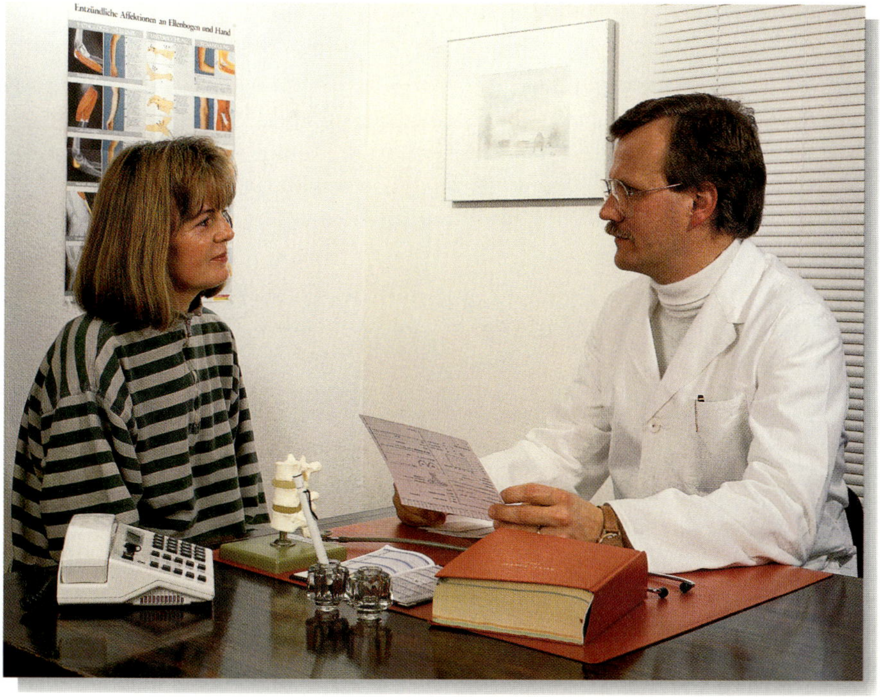

Während der Therapie steht Ihnen Ihr Arzt zur Seite; er berät und informiert Sie

Die Abwehrschwäche kann zu verschiedenen, zum Teil schweren Entzündungen führen. Eine Ausdrucksform davon sind Entzündungen der Mundschleimhaut mit ausgeprägter Neigung zu schmerzhaften kleinen Geschwüren.
Die Schädigung der Darmschleimhaut führt zu Übelkeit, Erbrechen, manchmal auch Durchfällen.
Durch die Wirkung auf die Haarfollikel kommt es in sehr vielen Fällen zum Verlust des Kopfhaares, das aber meist langsam wieder nachwächst.
Neben diesen ganz allgemeinen Nebenwirkungen haben viele Zytostatika auch einige besondere, zum Beispiel mögliche Schädigungen von Herz, Niere, Leber, Innenohr, Nervengewebe oder Lunge. Da man inzwischen weiß, dass viele Nebenwirkungen erst eintreten, wenn gewisse Mengen dieser Substanzen gegeben wurden, hat man für besonders aggressive Zytostatika Grenzen festgelegt, die nicht überschritten werden sollten. Diese Grenzwerte sind als maximale Gesamtdosis festgelegt und den Ärzten, die eine Chemotherapie durchführen, bestens bekannt.
Zur Sicherheit werden zudem vor, während und nach der Therapie sorgfältige Untersuchungen durchgeführt, um festzustellen, ob im konkreten Einzelfall schon vor Erreichen dieser Grenzwerte ernst zu nehmende Nebenwirkungen auftreten.
Je nach Art der zur Behandlung gewählten Substanz kann es daher notwendig sein, wiederholt ein EKG anzufertigen, eine Lungenfunktionsprüfung zu machen, die Hörfähigkeit zu testen

oder eine neurologische Untersuchung vorzunehmen. Zudem werden regelmäßige Blutuntersuchungen durchgeführt, wobei man nicht nur die roten und weißen Blutkörperchen, sondern auch Leber- und Nierenwerte kontrolliert.

Nebenwirkungen verhindern

Nicht nur durch die strenge Beachtung der maximalen Gesamtdosis lassen sich Nebenwirkungen vermindern. Es gibt heute außerdem verschiedene Möglichkeiten, um die Chemotherapie für die Patientin erträglich zu gestalten. Einige wichtige seien hier genannt:

- Insbesondere Übelkeit und Erbrechen, die früher die meisten Patientinnen sehr gequält haben, lassen sich heute fast vollständig vermeiden. Dies gelingt durch moderne Medikamente, Antiemetika genannt, die sehr sicher dagegen wirken.
- Es gibt heute Medikamente, die das Knochenmark stimulieren und dadurch der Abwehrschwäche entgegenwirken.
- Genauso gibt es Substanzen, welche die Blutbildung anregen.
- Wenn dennoch Infektionen auftreten, verfügen wir heute über hochwirksame Medikamente gegen Bakterien und Pilze sowie gegen einige der häufigsten Viren.

Alle diese Hilfen haben dazu geführt, dass die Chemotherapie heute viel von ihrem Schrecken verloren hat.

Haarausfall lässt sich bei der Chemotherapie nicht umgehen; die Haare wachsen jedoch langsam wieder nach

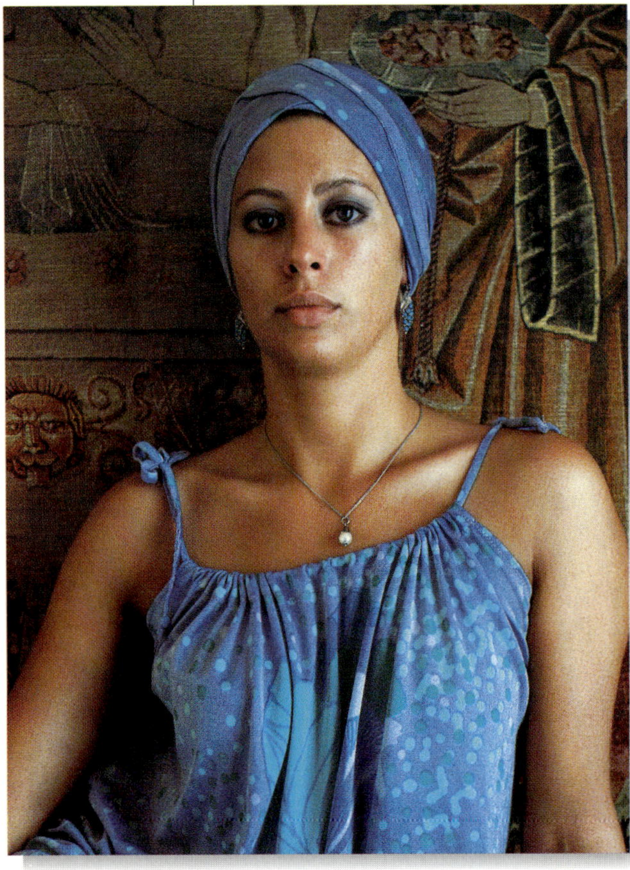

Haarausfall

Was nicht vermieden werden kann, ist der Haarausfall. Er kann ganz unterschiedlich ausgeprägt sein: Manchmal ist er kaum zu bemerken, oft kommt es zu einer Ausdünnung der Haare, in etlichen Fällen aber auch zum kompletten Verlust des Kopfhaares. Da ist es meistens nur ein schwacher Trost, dass die Haare wieder nachwachsen und dass sich diese Zeit mit einer Perücke überbrücken lässt.
Diese Nebenwirkung müssen die Patienten leider heute immer noch hin-

nehmen. So schwer es fällt, es sollte sich aber keine Frau dazu hinreißen lassen, durch fragwürdige Methoden dagegen vorgehen zu wollen. Insbesondere die »beliebte« Eishaube hat vielfach schon zu sehr unangenehmen Entzündungen der Nasenneben- und Stirnhöhlen geführt – und keinen Nutzen gezeigt.

Durchführung der Chemotherapie

Überwiegend wird die Dauer der Chemotherapie auf ungefähr sechs Monate festgelegt. In besonderen Fällen werden die behandelnden Ärzte aber auch davon abweichen. Entscheidend ist, dass der Arzt, der die Chemotherapie durchführt, über ausreichend Erfahrung damit verfügt. Unter dieser Voraussetzung kann eine Chemotherapie in einer Praxis unter ambulanten Bedingungen durchgeführt werden. In den meisten Fällen erfolgt die Therapie jedoch in einer Klinik im Rahmen eines ambulanten oder kurzen stationären Aufenthaltes.

Was ist besser: Hormon- oder Chemotherapie?

Diese Frage kann – wie fast alle Fragen im Zusammenhang mit einer Brustkrebserkrankung – nicht allgemein, sondern nur bezogen auf den konkreten Einzelfall beantwortet werden. Die bessere Therapie ist immer die, von der die Patientin am ehesten profitieren wird. Je nach Lage der Dinge und auf Basis der individuellen Befunde kann es das Beste sein, auf beides zu verzichten. Andererseits kann es auch am erfolgversprechendsten sein, beides miteinander zu kombinieren. Sie sehen, diese Frage muss zweifellos in jedem Einzelfall neu gestellt und beantwortet werden.

Naturheilkunde und Selbsthilfe

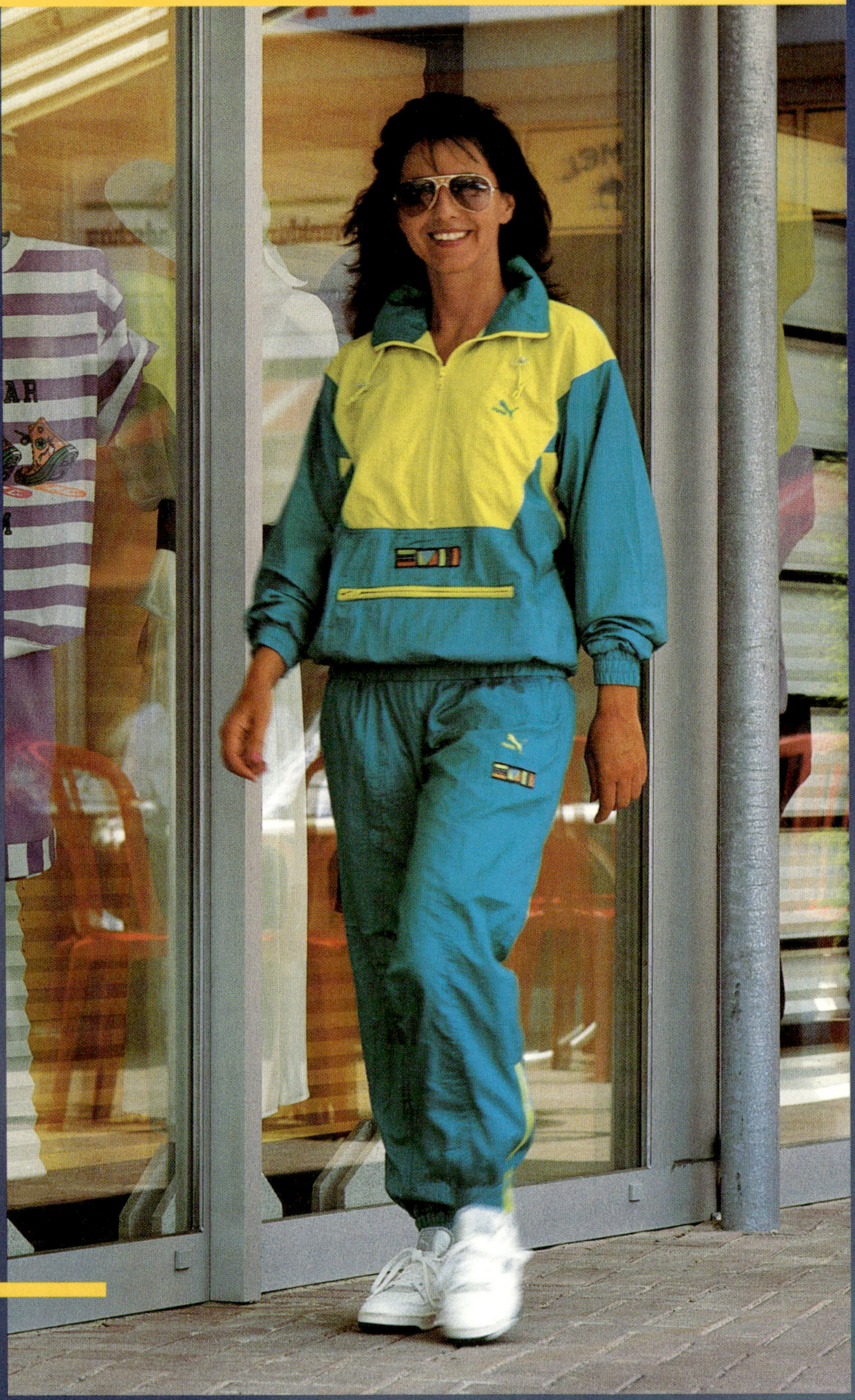

Wie kann die Naturheilkunde helfen?

In den letzten Jahren zeichnet sich ein deutlicher Zulauf zu den Naturheilverfahren ab. Gleichzeitig macht sich vielerorts eine Pillen- und Medizinmüdigkeit breit. Nicht nur bei der Behandlung leichter Gesundheitsstörungen setzt man auf naturheilkundliche Mittel, sondern verwendet sie häufig auch bei ernsteren Erkrankungen – so auch bei Krebserkrankungen. Doch hier ist eine besonders differenzierte Betrachtungsweise angebracht. Die Naturheilkunde bietet in der Krebsbehandlung Möglichkeiten, hat aber auch Grenzen.

Man muss davon ausgehen, dass trotz aller – zum Teil sehr eingreifender – Behandlungsmaßnahmen, also auch nach Operation, Bestrahlung, Chemo- und/oder Hormontherapie, immer noch 0,1 Prozent der ursprünglichen Tumorzellen im Körper verbleiben. Diese Tumorzellen muss der Körper selbst beseitigen. Verantwortlich für diese »Beseitigungsarbeit« ist das körpereigene Immunsystem, und das muss unterstützt werden. Ein erster Schritt dazu ist eine angemessene Ernährung (Hinweise dazu finden Sie auf den folgenden Seiten).

Daneben bieten sich viele weitere Möglichkeiten, die Folgen des Tumorleidens, aber auch der Tumortherapie besser zu verarbeiten.

Allerdings muss ganz klar und ohne Einschränkung darauf hingewiesen werden, dass immer zuerst eine korrekte Krebsbehandlung nach schulmedizinischen Regeln erfolgen muss. Auch das beste Immunsystem kann mit der Tumormasse, die ein nachweisbarer Krebs darstellt, niemals fertig werden.

Glauben Sie bitte niemandem, der Ihnen erklären – oder Sie gar dazu überreden – will, es ginge auch ohne die Schulmedizin!

Nur die korrekte Vorbehandlung verschafft der Naturheilkunde eine Basis, auf der sie helfen kann. Dann aber sind diese Verfahren durchaus geeignet, zur Tumorbeherrschung beizutragen. Das wird heute zunehmend erkannt und auch von den in der Krebsbehandlung tätigen Ärzten und zunehmend auch in den Kliniken genutzt und praktiziert.

Selbst aktiv sein und das Leben so normal wie möglich gestalten, ist sehr wichtig

Stärkung des Immunsystems

Ein wesentlicher naturheilkundlicher Ansatz ist die Stärkung des Immunsystems. Wie bereits erwähnt, verbleiben auch nach optimaler Behandlung noch Tumorzellen im Körper.

Diese Zellen wären unter »normalen« Bedingungen kein Problem für unser Immunsystem. Bedauerlicherweise herrschen aber zu diesem Zeitpunkt niemals »normale« Bedingungen. Jede Operation, jede Bestrahlung, insbesondere auch jede Chemotherapie führen zu einer Schwächung unseres Immunsystems. Aus diesem Grunde kommt es in den ersten zwei Jahren nach einer

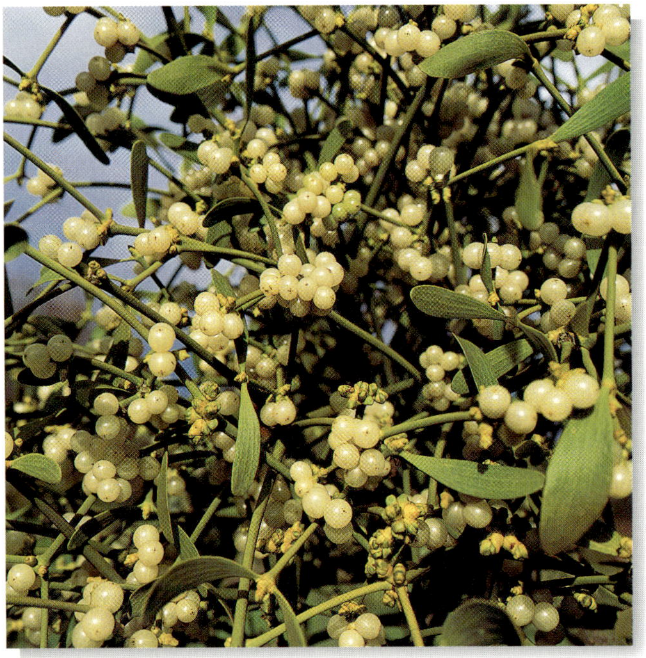

Mistelpräparate haben sich bei der Nachbehandlung von Tumorleiden als sehr hilfreich erwiesen

Tumorbehandlung besonders häufig zu einem erneuten Tumorwachstum (Rezidiv) oder zu einem Fortschreiten der Erkrankung (Progression). Unser Anliegen muss es deshalb sein, hier gezielt einzugreifen und verschiedene Möglichkeiten zu finden, das Immunsystem zu stärken.

Misteltherapie

Schon lange werden Mistelpräparate zur Nachbehandlung bei Tumorleiden eingesetzt. Dabei fiel unter anderem auf, dass sich das Wohlbefinden verbesserte und auch ein schmerzlindernder Effekt auftrat.
Inzwischen sind die Mistelpräparate eingehend untersucht worden, man konnte wirksame Inhaltsstoffe isolieren und die Zusammensetzung der Präparate teilweise standardisieren. Die Dosierung muss ganz individuell erfolgen. Als Nebenwirkungen sind allergische Reaktionen möglich.
Eine ärztliche Betreuung ist unbedingt erforderlich, da die Immunstimulation auch Probleme schaffen kann. Wenn beispielsweise eine eitrige Entzündung besteht, sind Überreaktionen des Körpers möglich.
Anfangs erfolgt die Gabe von Mistelpräparaten mehrmals in der Woche, dann werden die Intervalle verlängert, um anschließend auch eine Therapiepause einzulegen. Nach zwei Jahren sollten diese Pausen immer weiter verlängert und die Therapie so ausschleichend beendet werden.

Andere Präparate

Echinaceapräparate: Die Wirksamkeit dieser Präparate, insbesondere im Rahmen der Tumorbehandlung, ist niemals bewiesen worden. Daher muss man jede Echinaceabehandlung wohl als Versuch bewerten. Allerdings sprechen Erfahrungsberichte für eine Wirksamkeit zur Unterstützung einer Antibiotikabehandlung.
Thymuspräparate: Die Thymustherapie scheint durchaus eine stimulierende Wirkung auf das Immunsystem zu haben, wissenschaftliche Nachweise stehen aber noch aus.
Lymphokine: Zeitweise machte man sich große Hoffnungen, durch den Einsatz der Lymphokine einen Durchbruch in der Tumortherapie erzielen zu können. Diese Hoffnungen haben sich leider nicht erfüllt.
Lymphokine sind Eiweiße, die im Körper gebildet werden. Sie spielen eine Rolle in der Regulation unseres Immunsystems.

Enzymtherapie

Enzyme sind Eiweiße, die auch im Körper selbst gebildet werden und die dort jeweils ganz spezielle Stoffwechselschritte regulieren. Darunter gibt es Enzyme, die dazu beitragen, dass Zellen und Immunkomplexe in unserem Körper abgebaut werden können. Derartige Enzyme sind als Kombinationspräparat in Kapselform erhältlich.

Die Unterstützung durch diese Enzyme verbessert die Wirkung von Antibiotika und Zytostatika. Die körpereigenen Enzyme werden ebenso wie verschiedene Zellen des körpereigenen Immunsystems angeregt. Auch die Nebenwirkungen einer Strahlentherapie lassen sich vermindern. Allerdings können allergische Reaktionen auftreten.

Die Rolle der Ernährung

Die Rolle der Ernährung bei der Krebsentstehung ist zwar noch ungeklärt, man vermutet aber einen nicht unwesentlichen Einfluss. Zum einen spielen sicherlich die nicht wenigen Umweltgifte eine Rolle, die wir auch mit unserer Nahrung zu uns nehmen. Zum anderen scheint insbesondere der Fettreichtum unserer Ernährung von Bedeutung zu sein.

Nicht vergessen darf man die zusätzliche Belastung des Körpers durch Genussgifte, dazu gehören – wie man ja nur zu gut weiß – insbesondere Alkohol und Nikotin.

Zudem ist bekannt, dass die Inhaltsstoffe des Zigarettenrauchs zu einer deutlichen Erhöhung des allgemeinen Krebsrisikos führen, und zwar nicht nur des Risikos, an einem Krebs der Bronchien zu erkranken!

Es empfiehlt sich sehr, möglichst nicht zu rauchen bzw. rasch mit dem Rauchen aufzuhören. Auch sollte man nur mäßig Alkohol konsumieren.

Sich über eine vernünftige Ernährungsweise Gedanken machen, sollte man nicht erst, wenn man von einer Krebserkrankung betroffen ist. Natürlich ist es dann aber besonders wichtig, einige grundsätzliche Ernährungsregeln zu beachten.

Ernährungsratschläge

- Fettkonsum reduzieren.
- Vermehrt Obst, Gemüse und Vollkornprodukte essen.
- Den Vitaminbedarf überwiegend natürlich decken, also durch Obst und Gemüse, nicht durch Vitaminkapseln.
- Das Körpergewicht möglichst im Normalbereich halten.
- Übergewicht abbauen, auf keinen Fall aber einschneidende Diäten durchführen.
- Bei Problemen mit der Darmtätigkeit sollte Lactulose bevorzugt werden.

Wer in dieser Richtung bisher nachlässig war, findet im Buchhandel sehr gute und preiswerte Literatur, die ihm hilft, Ernährungsfehler zu erkennen und zu vermeiden. In unserem Zusammenhang seien nur einige Regeln aufgeführt (siehe Kasten, Seite 63).
Ergänzend zu diesen grundsätzlichen Ratschlägen wird heute empfohlen, zusätzlich die Vitamine A, C und E sowie das Spurenelement Selen einzunehmen. Diese Substanzen sollen auf biochemisch aggressive Molekül- und Atomteile (sogenannte Radikale) hemmend wirken und dadurch einen Schutz für die Zellen, insbesondere aber auch für die Träger der Erbanlagen bewirken.
Die Einnahme weiterer Substanzen wie die Spurenelemente Kupfer, Zink, Magnesium, Mangan und Molybdän, von B-Vitaminen und Folsäure werden zur Zeit von einigen Experten bereits empfohlen.
Inwieweit das sinnvoll ist, wird derzeit noch untersucht und diskutiert.

Akupunktur und andere Möglichkeiten

Akupunktur hilft auf natürliche Weise, Schmerzen zu lindern

Die Akupunktur eignet sich insbesondere zur Behandlung von Schmerzen. Zwar wird dabei die Ursache der Schmerzen nicht beseitigt, aber durch eine korrekt durchgeführte Akupunktur kann der Bedarf an Schmerzmitteln zum Teil deutlich reduziert werden. Das ist deshalb von gewichtiger Bedeutung, weil die medikamentösen Mittel zur Schmerzbekämpfung mitunter doch zum Teil recht ausgeprägte Nebenwirkungen haben.
Die leichteren Schmerzmittel führen beispielsweise oft zu Schädigungen der Magenschleimhaut, während die starken Mittel eine Darmträgheit bis hin zur Verstopfung und sogar auch eine Eintrübung des Bewusstseins verursachen können.
Die Wirksamkeit der Akupunktur lässt sich heute wissenschaftlich belegen. Nachweisbar ist, dass durch die Akupunktur vermehrt körpereigene Substanzen gebildet werden, die ihrerseits schmerzlindernd wirken. Es handelt sich dabei um sogenannte Endorphine und Enkephaline.
Im Optimalfall kann mit Hilfe der Akupunktur eine vollständige Schmerzfreiheit erreicht werden.
In Spätstadien eines Tumorleidens ist es aber im Allgemeinen unbedingt erforderlich, ausreichend mit starken Schmerzmitteln zu behandeln – Schmerzfreiheit ist eines der wichtigsten Ziele jeder Krebsbehandlung.

Andere Behandlungsansätze

Neuraltherapie: Darunter versteht man den Einsatz von Lokalanästhetika zur gezielten Beeinflussung des vegetativen Nervensystems. Ziel der

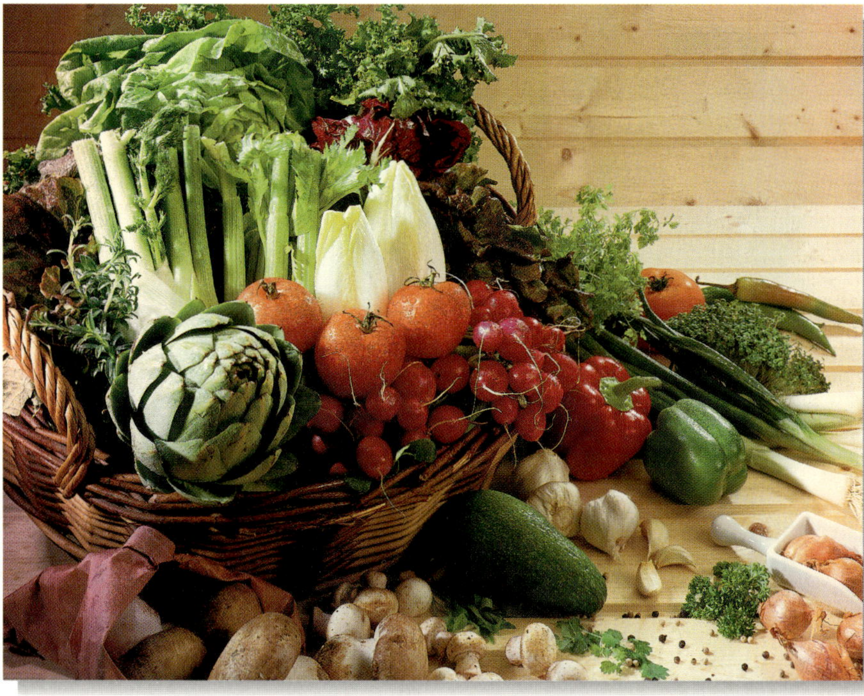

Den Vitaminbedarf sollte man mit Obst und Gemüse decken, nicht mit Vitaminkapseln

Neuraltherapie ist es, genauso wie bei der Akupunktur, eine Minderung von Schmerzen zu bewirken und dadurch eine Reduzierung anderer Schmerzmittel zu ermöglichen.
Die Wirkmechanismen der Neuraltherapie beruhen wahrscheinlich auch hier auf der Freisetzung von körpereigenen Substanzen zur Schmerzminderung (Endorphine).
Ozontherapie: Ozon ist eine besondere Form des Sauerstoffs, bei der nicht wie sonst zwei, sondern drei Sauerstoffatome gebunden sind. Bei einer medizinischen Behandlung mit Ozon kommt es zu einer Verbesserung der Durchblutung in allen Geweben mit einem erhöhten Sauerstoffangebot an alle Zellen.
Man geht davon aus, dass in einem bestimmten Konzentrationsbereich dadurch die Zellen des Immunsystems aktiviert werden. Bei zu hoher Ozonkonzentration kann dagegen der entgegengesetzte Effekt auftreten.
Jede Ozontherapie bedarf also einer besonderen Kontrolle! Insgesamt ist die Ozontherapie sehr umstritten.
Balneotherapie: Dazu gehören Behandlungsformen wie Torf-, Schlick-, Fangopackungen beziehungsweise -bäder, außerdem Sole-, Kohlensäure- und Bewegungsbäder, Kneipp- und Klimatherapien sowie die Physiotherapie mit Heilgymnastik, Massagen und Bewegungstherapien.
Hinweis: Inwieweit diese Möglichkeiten im Einzelfall verordnet werden sollten, muss jeweils individuell entschieden werden. Grundsätzlich gibt es dabei keine Therapieform, die verboten ist.

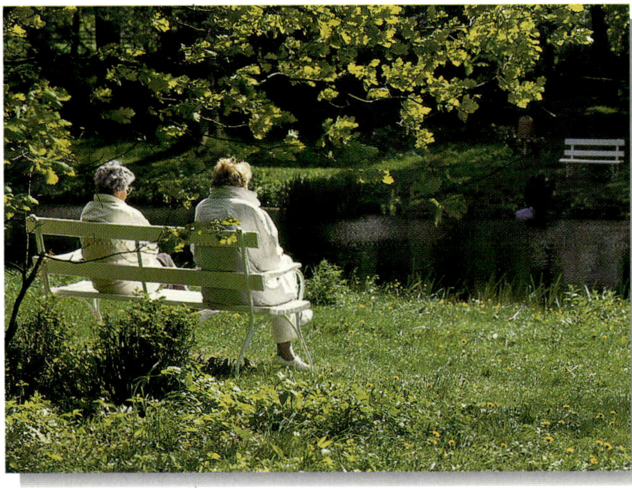

Entspannung, Ruhe und zu sich selbst kommen bedeutet nicht, dass man durch die Krebserkrankung auf dem Abstellgleis steht

Sinnvoller Einsatz der Naturheilkunde

Bei allen in diesem Kapitel bisher empfohlenen Behandlungsansätzen und -möglichkeiten ist zu empfehlen, dass sich die Patientinnen im Rahmen einer Nachsorgekur von einem in diesen Formen erfahrenen Arzt beraten lassen. Von Behandlungsmaßnahmen »auf eigene Faust« kann man nur dringend abraten.
Auch muss nochmals betont werden, dass alle naturheilkundlichen oder alternativmedizinischen Maßnahmen die schulmedizinische Behandlung des Tumorleidens nicht ersetzen, sondern nur ergänzen und verbessern können – und dies auch wollen.
Kein verantwortungsbewusster Arzt, der Naturheilkunde praktiziert und propagiert, wird einer an Krebs erkrankten Frau etwas anderes sagen.
Auf dieser bedachten Basis könnte ein sinnvolles und praktikables Konzept so aussehen, wie im Kasten rechts aufgeführt.

Kosten für naturheilkundliche Maßnahmen

Die Kosten für die genannten Maßnahmen, wie Mistel- oder Enzymtherapie, übernehmen die Krankenkassen nicht.
Unabhängig davon, dass es stets sinnvoll ist, alle Maßnahmen, die im Zusammenhang mit einer Krebserkrankung stehen, mit dem Frauen- oder Hausarzt zu besprechen, sollten Sie dies hier allein schon des Geldes wegen tun.
Ihr Arzt kann Ihnen unter Berücksichtigung aller vorliegenden Befunde sagen, was wirklich sinnvoll ist und was Ihnen überhaupt nicht helfen wird.
Leider wird mancherorts die Besorgnis erkrankter Frauen ausgenutzt, indem man ihnen viel Geld für teure, aber im konkreten Fall nicht hilfreiche Maßnahmen abnimmt.

Behandlungskonzept

- Basisbehandlung zur Stärkung der allgemeinen Widerstandskraft: Kneippmaßnahmen mit Wechselbädern sowie Bewegungstherapie.
- Psychische Stärkung in Selbsthilfegruppen.
- Vollwerternährung unter ergänzender Einnahme der Vitamine A, C und E sowie von Selen.
- Meiden von Genussgiften: Alkohol, Nikotin.
- Misteltherapie zur Stärkung des Immunsystems.
- Eventuell zusätzlich eine Enzymtherapie in den Behandlungspausen der Misteltherapie.

Sich selbst helfen – aktiv sein!

Das sollte Ihr Motto sein, und zwar von Anfang an. Aktivieren Sie die Kraft, die in Ihnen steckt, es wird ganz sicher Ihnen zugute kommen!
Wenn erst einmal ein Symptom auffällt und die ärztlichen Maßnahmen beginnen, bekommt man als Patientin leicht den Eindruck, als gerate man in eine Maschinerie. Man erlebt im Allgemeinen relativ passiv, wie Diagnostik und Therapie ablaufen. Zwar kann prinzipiell nichts ohne Ihre Einwilligung erfolgen, aber wer lehnt schon ab, was der Arzt des Vertrauens für notwendig erachtet?
Und doch: Gerade dann, wenn Sie an einer Krankheit wie Brustkrebs erkrankt sind, bieten sich einige Möglichkeiten, selbst aktiv an der eigenen Behandlung teilzunehmen und – das ist ganz besonders wichtig – wo immer möglich auch an Ihrer Gesundung mitzuwirken.

An erster Stelle steht die Früherkennung

Im Zusammenhang mit der Vorsorge wurde bereits auf die Bedeutung der Früherkennung einer Krebserkrankung hingewiesen. Diese Früherkennung ist im Allgemeinen nur dann möglich, wenn Sie als Patientin dazu beitragen. Das kann gar nicht oft genug betont werden. Die Selbstuntersuchung der Brust, das Beobachten des eigenen Körpers, aber auch das frühzeitige Aufsuchen eines Frauenarztes liegen in Ihrer Verantwortung. Und damit stellen Sie bereits selbst die Weichen für Ihre Behandlung: Falls Sie eines Tages an Brustkrebs erkranken sollten, ermöglicht eine frühzeitige und damit rechtzeitige Behandlung, dass Sie auf Heilung hoffen können. Zudem wird Ihnen in den allermeisten Fällen die betroffene Brust trotzdem erhalten und sehr oft auch eine Chemotherapie erspart bleiben.

Nehmen Sie aktiv an der Behandlung Ihrer Erkrankung teil, das wird Ihnen helfen, Ihre persönliche Situation besser zu meistern

Verdrängung

Sollten Sie an Brustkrebs erkrankt sein, so ist diese Diagnose zunächst einmal wie ein gewaltiger Schock. Es braucht verständlicherweise seine Zeit, bis eine Frau diese Situation begreifen und verarbeiten kann.
Wenn die betroffene Frau aber über das anfängliche Schockstadium hinausgekommen ist, gibt es eigentlich nur zwei Strategien, um dann die Krankheit weiterzuverarbeiten: die Verleugnung bzw. Verdrängung oder die aktive Bekämpfung.
Im klinischen Alltag hat man mitunter den Eindruck, als sei die Verleugnung die häufigere Form der Krankheitsverarbeitung und -bewältigung.
Verleugnung stellt die passive Art dar, mit der Erkrankung fertig zu werden. Zwar lässt man die therapeutischen Maßnahmen über sich ergehen, aber die Diagnose wird verdrängt. Das ge-

schieht im Unterbewusstsein, ohne dass die betroffene Frau dies so plant. Es scheint ein ganz natürliches, ja angeborenes Phänomen zu sein.

Aufklärung und Motivation

Im Gegensatz zur Verdrängung verlangt die aktive Art der Krankheitsbewältigung, sich der Diagnose zu stellen, diese zu verarbeiten. Damit dies gelingt, ist zunächst einmal eines erforderlich: Information beziehungsweise Aufklärung.
Die erste Informationsquelle ist Ihr Arzt, in der Regel zunächst der Arzt, der Sie in der Klinik betreut, danach Ihr Frauenarzt oder Ihr Hausarzt. Nutzen Sie jede Gelegenheit, den jeweils »zuständigen« Arzt über Ihre Erkrankung, Ihre persönliche konkrete Situation, den Ablauf Ihrer Behandlung und seine Einschätzung Ihrer individuellen Prognose zu sprechen.
Dieses aktive Verhalten verlangt ein ausreichendes Maß an Motivation, und diese Motivation hat ihre Wurzeln in Ihrem Streben, das eigene Leben mitzubestimmen und dafür die in Ihnen steckende Kraft zu aktivieren.

Sprechen Sie mit Ihrer Familie oder Ihren Freunden über Ihre Sorgen und Probleme, aber auch über Ihre Wünsche und Pläne

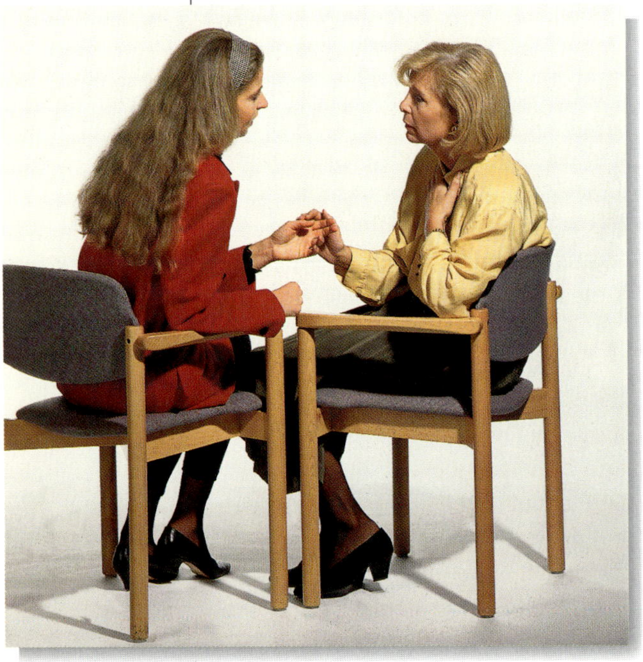

Gesprächspartner suchen

Je nach Ihren persönlichen Lebensumständen wird es Ihr Partner sein, Ihre Mutter oder Ihre Tochter, ein Freund oder eine Freundin, vielleicht Ihre Schwester oder Ihr Bruder, mit der oder dem Sie über Ihre Sorgen sprechen können. Nutzen Sie diese Beziehung – jetzt! Ziehen Sie sich nicht ins Schneckenhaus zurück, weil Sie meinen, Sie dürften geliebte Menschen nicht mit Ihren Sorgen belasten. Lassen Sie sich auch nicht irritieren, wenn von Ihren Gesprächspartnern eine für Sie enttäuschende Reaktion kommt. Auch diese sind unsicher, wie man mit solch einer Situation umgehen soll.
Versuchen Sie, gemeinsam – mit gegenseitigem Verständnis – den Weg zu unterstützenden Gesprächen zu finden. Es ist nämlich von enormer Bedeutung, jemanden zu haben, mit dem man immer wieder einmal über seine Gefühle, seine Ängste und Befürchtungen, aber auch über seine Pläne, Wünsche und Hoffnungen reden kann. Eine derartige Situation lässt sich allein nur ungleich schwerer – wenn überhaupt – bewältigen.

Normal leben

Spätestens nach zwei bis drei Wochen ist der Klinikaufenthalt zu Ende. Auch wenn keine weiteren Behandlungsmaßnahmen mehr folgen, wird Ihr Arzt Sie sicherlich noch für einige Wochen krankschreiben. Im Falle einer ausgedehnten Operation oder einer Chemotherapie ist – sofern Sie noch im Berufsleben stehen – auch eine Berentung auf Zeit sinnvoll.
Ansonsten sollten Sie Ihr Leben aber so normal wie nur irgend möglich gestalten. Ihr Leben ist mit der Diagnose Krebs nicht zu Ende, und Sie gehören damit nicht auf ein Abstellgleis!
Was auch immer Sie vorher gemacht haben, können Sie in den weitaus meisten Fällen nach erfolgter Therapie wiederaufnehmen.
Planen Sie wieder Urlaubsreisen! Verfolgen Sie wieder Ihre Ziele! Aber machen Sie sich auch Gedanken darüber, welche Ziele es in Ihrem Leben wirklich wert sind, verfolgt zu werden.

Erfahrungsaustausch – Selbsthilfegruppen

Das Gespräch mit Frauen, die an derselben Krankheit leiden oder litten, stellt häufig eine große Hilfe dar. Insbesondere im Rahmen von Selbsthilfegruppen ist hier ein Erfahrungsaustausch möglich, der allen daran Beteiligten weiterhelfen kann, mit der Krankheitssituation und dem Leben danach besser fertig zu werden.
Fragen Sie Ihren Arzt oder den sozialmedizinischen Dienst Ihrer Klinik nach Kontaktadressen. Im Anhang dieses Buches sind auch die Adressen der Landesverbände von »Frauenselbsthilfe nach Krebs« aufgeführt.
Nicht nur in vielen größeren, sondern oft in kleineren Städten gibt es heute Selbsthilfegruppen, die allen Interessierten offen stehen. Und falls es keine gibt, gründen Sie selbst eine Gruppe, denn Ihre persönliche Erfahrung vermag durchaus anderen betroffenen Frauen zu helfen.
Wenn Sie derart aktiv mit Ihrer Krankheit umgehen, werden Ihre Ärzte bald feststellen, dass Sie zu einem kompetenten Gesprächspartner geworden sind. Das ist ein Phänomen, das wir immer wieder antreffen, zum Beispiel auch bei zuckerkranken Patienten.
Dank Ihrer Initiative sind Sie ein Experte für Ihre Krankheit geworden. Daraus können Sie nicht nur für sich selbst Kraft schöpfen, sondern Sie sind auch in Lage, kritisch alles aufzunehmen, was man Ihnen sagt. Die ärztliche Betreuung werden Sie damit sicherlich nicht ersetzen können, aber man wird Sie nicht einfach überfahren können, wenn es um wesentliche Entscheidungen geht. Und das kann nur in Ihrem Interesse sein.

Schließen Sie sich einer Selbsthilfegruppe an, ein Erfahrungsaustausch mit anderen betroffenen Frauen hilft Ihnen gewiss

Ernährung

Worauf Sie sicherlich selbst am besten achten können, ist eine der Krankheitssituation angemessene Ernährung. Über eine vernünftige, gesundheitsbewusste Ernährung haben wir bereits gesprochen. Jetzt ist sie wichtiger denn je. Deshalb noch mal kurz

zusammenfassend: Achten Sie darauf, genügend Obst und Gemüse und ballaststoffreiche Speisen zu essen, reduzieren Sie tierische Fette.
Das soll aber nicht bedeuten, dass Sie sich nicht hin und wieder auch einmal etwas »Ungesundes« gönnen dürfen, wenn Ihnen danach ist. Es darf durchaus ab und zu eine Currywurst mit Pommes frites aus dem Schnellimbiss sein – es sollte allerdings nicht zur Regel werden.
Falls Sie Rauchen, versuchen Sie – wenn irgendwie möglich –, damit aufzuhören. Alkohol gelegentlich und in kleinen Mengen ist erlaubt.
Sinnvoll ist zudem – wie schon erwähnt – die ergänzende Einnahme der Vitamine A, C und E sowie des Spurenelements Selen.

Körperliche Aktivität

An Brustkrebs erkrankt zu sein heißt nicht, sich fortan nur noch schonen zu müssen. Die meisten Aktivitäten, insbesondere auch viele Sportarten sind erlaubt. Achten Sie allerdings bitte darauf, dass Sie den Arm der betroffenen Seite nicht einseitig belasten. Das wäre zum Beispiel beim Tennisspielen der Fall. Wichtig ist auch, dass Sie sich nicht einer erhöhten Verletzungsgefahr aussetzen.

Zurück in den Beruf

Eventuell ist es wohl sinnvoll, für eine Zeit dem Arbeitsleben fernzubleiben. Eine Dauerberentung würde Ihnen aber eher das Gefühl vermitteln, dass an Heilung nicht mehr zu denken sei, was in vielen Fällen ja nicht stimmt. Besprechen Sie die Situation mit Ihrem Arzt, und fragen Sie – falls Sie in einer Selbsthilfegruppe sind – andere Frauen nach ihren Erfahrungen.
Auf keinen Fall sollten Sie resignieren, loten Sie beharrlich aus, welche Möglichkeiten in Ihrer ganz persönlichen Situation bestehen, in das Berufsleben zurückzukehren.

Eine Brustkrebserkrankung schließt die Rückkehr in das Berufsleben nicht aus

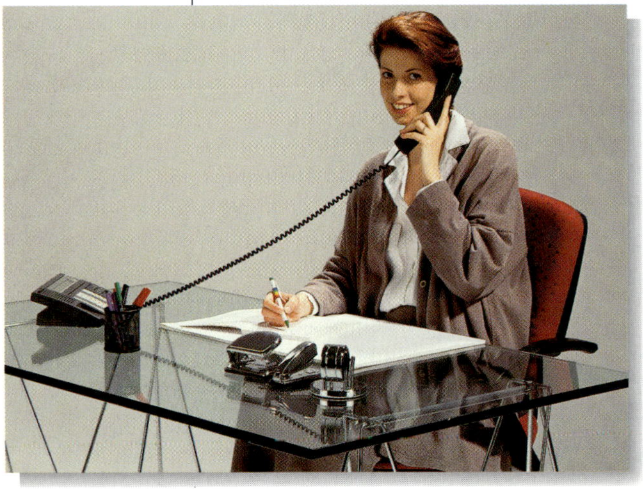

Unbedingt beachten: Nachsorge

Wie immer Sie sich nach einer Behandlung der Erkrankung fühlen, Sie dürfen die regelmäßigen Untersuchungstermine zur Nachsorge nicht vernachlässigen (was man besonderns gern tut,wenn man sich wieder wohler fühlt). Auch jetzt gilt: Je früher Veränderungen festgestellt werden, desto höher ist die Heilungschance. Nehmen Sie die Termine wahr!

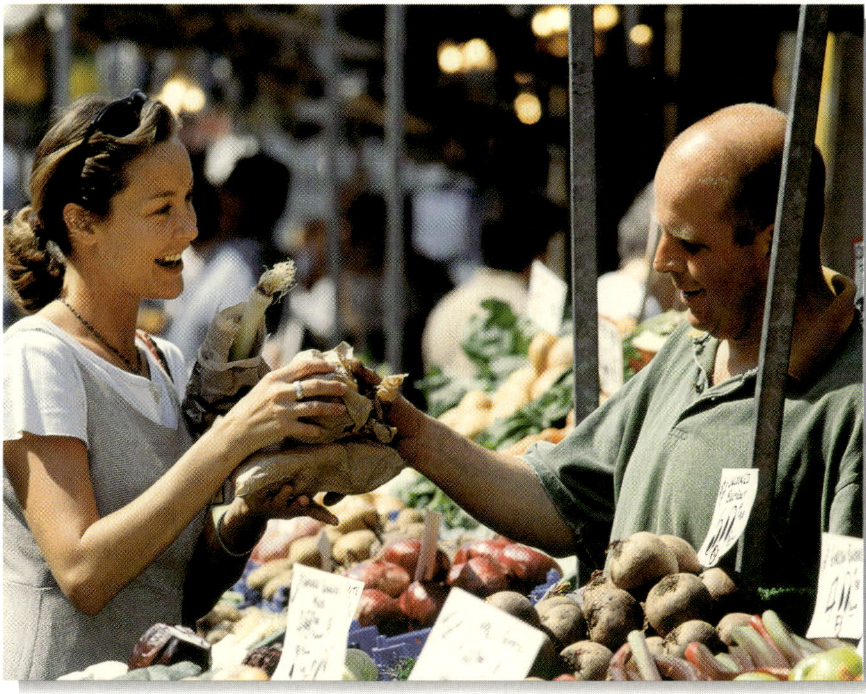

Auf Ihrem Speiseplan sollte jetzt besonders viel frisches Obst und Gemüse stehen

- Gehen Sie in den ersten zwei Jahren nach der Behandlung alle drei Monate zu Ihrem Frauenarzt.
- Bis zum fünften Jahr alle sechs Monate, danach jährlich den Frauenarzt aufsuchen.

Der Frauenarzt wird nicht nur die Brust sehr sorgfältig untersuchen, sondern auch nach Hinweisen auf eine mögliche Ausbreitung der Erkrankung im Körper suchen. Dazu dienen verschiedene Blutuntersuchungen einschließlich der Tumormarker, in größeren zeitlichen Abständen zusätzlich Ultraschalluntersuchungen der Leber, Röntgenuntersuchungen der Lunge sowie die Untersuchung des Knochensystems durch ein Knochenszintigramm. Eine Mammographie sollte in jährlichen Abständen erfolgen.
Tumormarker sind Substanzen, die im Blut nachweisbar sind. Bei einer Tumorausbreitung findet man diese in erhöhten Konzentrationen. Leider sind diese Marker nicht spezifisch, das heißt sie können auch durch andere Faktoren erhöht worden sein, zum Beispiel durch Entzündungen.
Der wichtigste Tumormarker der Brust heißt CA 15-3.
Sinn der Nachsorge ist es, ein erneutes Tumorwachstum frühzeitig zu erkennen. Dann ist eine optimale Behandlung und sogar eine Heilung immer noch möglich.

Der Tumor kann wiederkommen

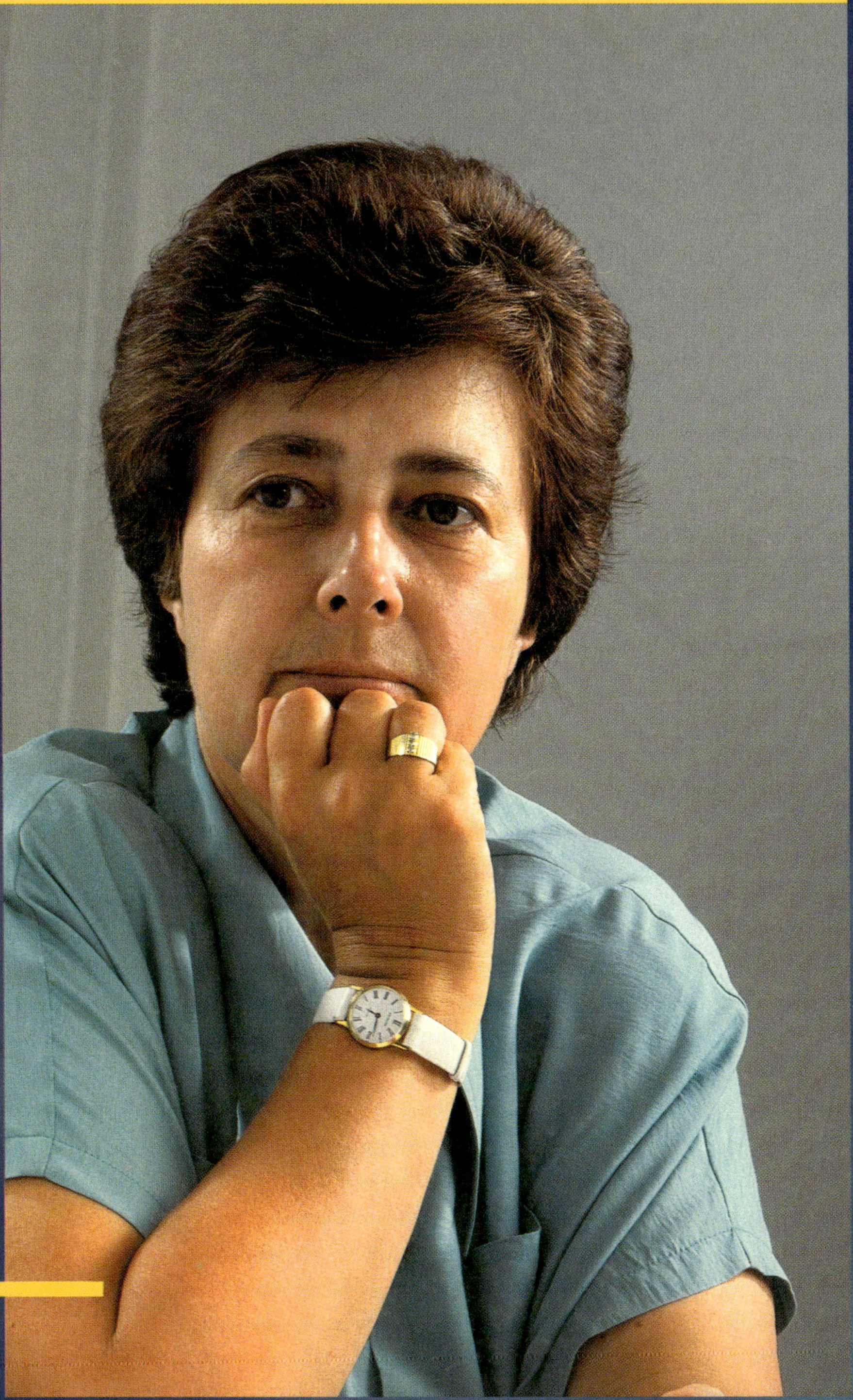

Wenn die Krankheit wiederkommt

Leider haben alle Krebserkrankungen eine gemeinsame unangenehme – weil folgenreiche – Eigenschaft: Auch nach scheinbar kompletter Entfernung und erfolgreicher Behandlung kann es irgendwann einmal zu einem erneuten Krebswachstum kommen. Dieses Wiederkommen bezeichnen Mediziner als Rezidiv.

Das Rezidiv

Am häufigsten treten Rezidive in den ersten zwei Jahren nach der Tumorbehandlung auf. Wenn nach der Erstbehandlung fünf Jahre vergangen sind, kann man bei den meisten Krebserkrankungen von Heilung sprechen. Nicht aber beim Brustkrebs: Hier sind Rezidive mehr als zwanzig Jahre nach der Entdeckung und Behandlung möglich! Allerdings wird auch hier das Risiko, ein Rezidiv zu erleiden, von Jahr zu Jahr geringer.

Wenn ein Tumor einmal korrekt behandelt worden ist, hat man keine weiteren Möglichkeiten, ein Rezidiv zu verhindern. Von entscheidender Bedeutung ist es aber, ein solches früh zu entdecken und erneut zu behandeln.

Ein Rezidiv eines Tumors ist ein Wiederauftreten in dem Organ bzw. dem Bereich, wo sich auch der erste Tumor befunden hat.

Ein Rezidiv ist noch kein Ausdruck einer Tumorausbreitung. Es signalisiert aber, dass entweder die Bereitschaft zur Tumorbildung nach wie vor besteht oder aber dass einige wenige, aber doch für das Immunsystem eine zu große Anzahl von Zellen die Therapie überlebt habt.

Somit ist ein Tumorrezidiv noch kein Grund, die Hoffnung zu verlieren. Ein rechtzeitig entdecktes Rezidiv darf als heilbar betrachtet werden.

Aus dem Gesagten ergibt sich aber wiederum, welche große Bedeutung eine regelmäßige Nachsorge besitzt. Wenn Sie diese Termine wahrnehmen, schaffen Sie die optimalen Voraussetzungen, ein eventuelles Rezidiv auch frühzeitig zu erkennen.

Man kann es also wirklich nicht oft genug wiederholen: Nehmen Sie unbedingt die Nachsorgetermine wahr!

Nicht aufgeben, wenn die Krankheit wiederkommt, auch hier besteht die Möglichkeit der Heilung

Behandlung des Tumorrezidivs

Da es sich bei einem Rezidiv grundsätzlich zunächst einmal um ein lokales Geschehen handelt, das also auf eine bestimmte Stelle Ihres Körpers begrenzt ist, erfolgt meist auch eine lokale Therapie. Das bedeutet, dass in den meisten Fällen operiert wird. Der erneut gewachsene Tumor wird dabei entfernt.

Wenn die erste Behandlung brusterhaltend erfolgte, wird im Fall eines Rezidivs derzeit in den meisten Fällen die Brust abgenommen werden müssen. Man prüft zur Zeit in Studien, ob

Nehmen Sie die Nachsorgetermine wahr! Je früher ein Rezidiv erkannt wird, desto höher sind die Heilungschancen

ein erneutes brusterhaltendes Vorgehen bei einem kleinen Rezidivtumor statthaft ist.
Möglicherweise wird sich dadurch die Behandlungsstrategie in den nächsten Jahren so ändern, dass man bei Rezidiven erneut brusterhaltend zu operieren versucht.

Tochtergeschwülste – was bedeutet das?

Die wahrscheinlich unangenehmste Eigenschaft der meisten bösartigen Erkrankungen ist, dass sie sich ausbreiten. Zum einen kann der Tumor einfach die Grenzen des ursprünglich betroffenen Organs überschreiten und in das benachbarte Gewebe eindringen. Zum anderen können aber auch Tumorzellen in die Blut- und Lymphgefäße gelangen. Dann werden sie mit dem Blut oder mit der Lymphflüssigkeit fortgespült und können sich entfernt vom anfänglichen Geschehen in ganz anderen Organen einnisten. Dieser Vorgang heißt Metastasierung, die dabei entstehenden Tochtergeschwülste heißen Metastasen.

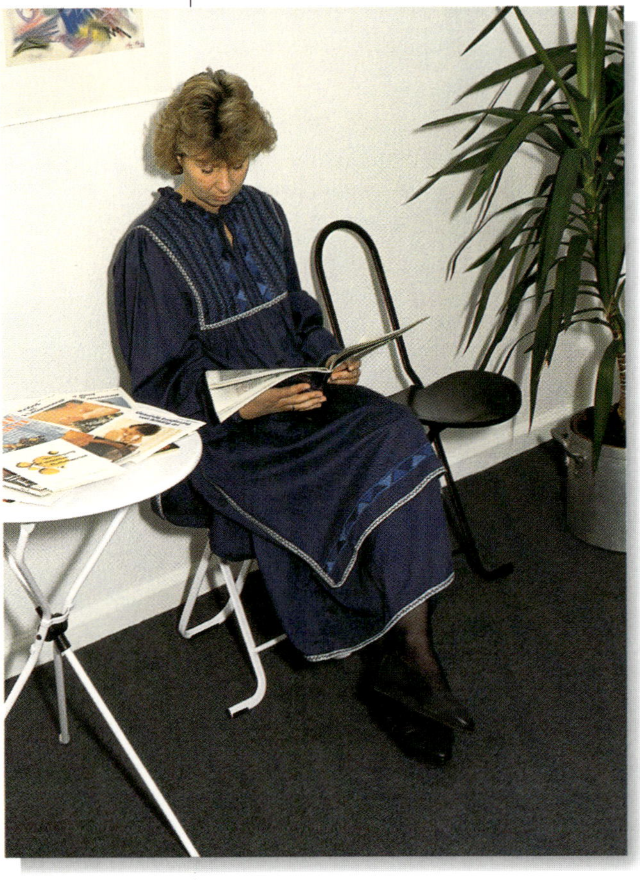

Ist Metastasierung jederzeit möglich?

Eine Metastasierung setzt im Allgemeinen erst ein, wenn ein bösartiger Tumor eine gewisse Größe erreicht hat. Erst dann erfolgt die Bildung von Metastasen. Diese Grenze liegt bei Brustkrebs jedoch schon bei einem Tumordurchmesser von ungefähr fünf Millimetern.
Die Bildung von Tochtergeschwülsten ist ein Kann-Ereignis, es muss nicht passieren. Je größer aber ein Tumor wird, desto größer wird auch die Wahrscheinlichkeit, dass Absiedlungen in anderen Organen auftreten.

Die ersten Absiedlungen

Wenn ein Brustkrebs metastasiert, dann erfolgt das zuerst in die Lymphknoten der Achselhöhle. Aus diesem Grunde werden diese immer operativ entfernt, wenn die Diagnose Brust-

krebs gestellt werden musste. Durch diese Maßnahme können die behandelnden Ärzte erkennen, ob die Ausbreitung schon begonnen hat und ob weitere Maßnahmen zur Behandlung erforderlich sind.
Diese Lymphknoten der gleichseitigen Achselhöhle gelten aber noch nicht als Fernmetastasen.
Die Wahrscheinlichkeit einer Metastasierung in die Achselhöhlen-Lymphknoten zeigt einen engen Zusammenhang zur Größe des Tumors.
Bei einem Tumordurchmesser unter fünf Millimetern lässt sich im Allgemeinen noch kein Lymphknotenbefall nachweisen.
Wenn aber der Tumor einen Durchmesser von zwei Zentimetern erreicht hat, findet man solche Metastasen bereits in 50 Prozent der Fälle.

Wenn die Achsellymphknoten befallen sind

Was ist in diesem Fall zu tun? Zunächst einmal ist dann eine sehr sorgfältige Diagnostik erforderlich. Es wird nach Zeichen einer Fernmetastasierung gesucht. Da diese besonders häufig in den Knochen, aber auch in der Lunge und der Leber erfolgt, gilt diesen Organen immer ein besonders hohes Interesse.
Lassen sich weder hier noch an anderen Stellen des Körpers Tochtergeschwülste nachweisen, so sollte eine zusätzliche medikamentöse Behandlung erfolgen. Davon erhofft man sich, Tumorzellen zu zerstören, die eventuell schon »unterwegs« sind. Zur Auswahl stehen in diesem Fall die Hormon- und die Chemotherapie.
Welche dieser Behandlungsmethoden die jeweils bessere ist beziehungsweise die größeren Chancen für die betroffene Frau verspricht, muss – wie stets bei einer Brustkrebserkrankung – in jedem Einzelfall neu und ganz individuell entschieden werden.
Wichtige Faktoren für die Entscheidung sind das Alter der Frau beziehungsweise ob sie noch Monatsblutungen hat oder nicht. Hinzu kommen die speziellen Ergebnisse der feingeweblichen und biochemischen Untersuchung des Tumors.

Eine Metastasierung setzt im Allgemeinen erst ein, wenn ein bösartiger Tumor eine gewisse Größe erreicht hat

Fernmetastasen

Das Auftreten von Fernmetastasen signalisiert immer, dass der Tumor sich bereits im Körper ausgebreitet hat. Kein Arzt kann in diesem Fall noch versprechen, dass eine Heilung möglich ist. Aber eines ist heute möglich: das Wachstum des Tumors im Körper zu kontrollieren bzw. zu beherrschen, und das zum Teil sogar über mehr als ein Jahrzehnt.
Unter diesen Aspekten steht ein Leitprinzip über der gesamten weiteren Therapie: Lebensqualität.
Aus diesem Grund wird – wo immer es möglich ist – bei nachgewiesenen Fernmetastasen eine Hormontherapie verordnet. Die Hormontherapie ist fast immer gut verträglich, Nebenwirkungen sind rar.
Die Frauen werden durch die Behandlung nicht zusätzlich belastet oder gar krankgemacht. Trotzdem lässt sich der

Nebenwirkungen von Schmerzmitteln können heute gemildert und oft sogar beseitigt werden

Tumor damit über eine zum Teil sehr lange Zeit hemmen.
Grundsätzlich können Fernmetastasen auch durch eine Operation entfernt werden. Dies ist in der Regel aus medizinischer Sicht aber nur sinnvoll, wenn es sich um einzelne Metastasen handelt. Eine allgemeingültige Aussage lässt sich hier nicht machen. Sie sollten deshalb mit Ihrem Arzt alle Möglichkeiten besprechen. Das heißt, ob Sie von einer operativen Entfernung profitieren könnten und ob in Ihrem Fall nicht alternativ eine Bestrahlung zu erwägen wäre.
Insbesondere Knochenmetastasen und Absiedlungen im Gehirn lassen sich oft erstaunlich gut durch Bestrahlungen beherrschen, nicht selten erfolgt eine komplette Zurückbildung (Remission). Ein weiterer wichtiger Aspekt: Eine Bestrahlung trägt in solchen Fällen erheblich zur Bekämpfung von Schmerzen bei.
Metastasen können – in Abhängigkeit von den Organen, in denen sie auftreten – zum Teil sehr starke Schmerzen hervorrufen. In solchen Fällen sollten unbedingt – ohne Einschränkung – alle Möglichkeiten der Schmerzbekämpfung ausgenutzt werden. Aus dieser Sicht gehört dazu auch der Einsatz von jenen Schmerzmitteln (Analgetika), die dem Bundesbetäubungsmittelgesetz unterliegen.
Aus Gründen, die heutzutage eigentlich nicht mehr verständlich sind, werden diese hochwirksamen Medikamente von manchen Ärzten immer noch viel zu selten oder sogar überhaupt nicht verschrieben. Das muss sich unbedingt ändern!
Eine Krebspatientin, die Schmerzen hat, besitzt ein Recht darauf, mit ausreichend starken Schmerzmitteln behandelt zu werden!
Die Nebenwirkungen dieser Mittel lassen sich heutzutage gut mildern oder vielfach sogar komplett beseitigen, und in der Situation einer Patientin mit einer fortgeschrittenen Krebserkrankung spielt diese Frage samt der vielzitierten Gefahr einer Abhängigkeit überhaupt keine Rolle mehr.

Möglichkeiten bei Knochenmetastasen

Es ist heute Standard geworden, Knochenmetastasen mit sogenannten Biphosphonaten zu behandeln. Das sind Substanzen, die bei Knochenmetastasen den Wiederaufbau des zerstörten Knochens fördern und eine Einlagerung von Kalk und Mineralien bewirken. Dadurch werden die betroffenen Knochen wieder stabiler gemacht. Außerdem ist mit dieser Behandlung eine deutliche Schmerzlinderung verbunden.
Diese Medikamente werden von den Patientinnen sehr gut vertragen. Nebenwirkungen sind selten, wenn dennoch welche auftreten, dann sind meist sie nur schwach ausgeprägt, und sie können dann noch gut, mit spürbarem Erfolg, behandelt werden.

Zusätzliche Maßnahmen

Ergänzend zu allen genannten Maßnahmen sind die Möglichkeiten der Naturheilkunde sinnvoll. Insbesondere ist dabei an die Unterstützung des Immunsystems zu denken. Darüber wurde bereits ausführlich berichtet.
Extrem wichtig ist zudem, Ansprech- und Gesprächspartner zu haben. Gerade in dieser erneuten schweren Situation ist eine Selbsthilfegruppe eine große Unterstützung für die betroffene Frau.
Manchmal kann es auch sinnvoll sein, dass der Arzt seine Patientin an einen Psychologen oder Psychotherapeuten überweist. Dieser kann sehr oft helfen, die gesamte Situation besser zu verarbeiten und den Kampf gegen die Krankheit (wieder) mit aller Kraft aufzunehmen. Man sollte sich wirklich nicht scheuen, diese Hilfe in Anspruch zu nehmen.

Niemals aufgeben!

Selbst wenn aufgrund aller konkreten Befunde und aller ärztlichen Erfahrungen mit einer Heilung nicht mehr zu rechnen ist: Versuchen Sie, nie aufzugeben!
Es ist sicherlich nicht einfach, mit dieser Situation fertig zu werden. Aber: Sie brauchen weiter Ziele in Ihrem Leben. Sie brauchen Inhalte, die Sie ausfüllen.
Leben Sie Ihr Leben! Und nutzen Sie die Zeit, die Ihnen verbleibt! Es ist heute Ziel jedes damit vertrauten Arztes, Ihnen dabei zu helfen und alles zu tun, um Ihnen so lange wie möglich eine möglichst hohe Lebensqualität zu gewährleisten. Das wird Ihnen zwar niemals die ständige Bedrohung wegnehmen, die Sie seit der Diagnose umgibt, aber es wird Ihnen helfen, zu leben, zu lieben, sich zu freuen und aktiv zu sein – trotz Krebs.

Ein Psychologe oder ein Psychotherapeut kann sehr oft helfen, den Kampf gegen die erneut auftretende Krankheit mit aller Kraft aufzunehmen

Ist Heilung möglich?

Krebs – diese Diagnose vermittelt dem Betroffenen verständlicherweise immer zuerst einmal das Gefühl, verloren zu sein. Krebs, das ist wie der Tod – oder nicht? Muss Krebs immer das Ende bedeuten?
Eines ist sicher: Die meisten Krebserkrankungen sind heilbar. Krebs muss nicht das Ende sein, an Krebs zu erkranken heißt nicht, auch an Krebs sterben zu müssen.

Das Problem, das in diesem Buch ja schon mehrfach angesprochen wurde, ist, dass sich Krebs nur dann heilen lässt, wenn er früh genug erkannt und dann auch richtig behandelt wird.
Diese »richtige« Behandlung bedeutet eigentlich immer Operation oder Bestrahlung, also Entfernung oder Zerstörung des Tumors, je nach Art und Stadium eventuell mit einer medikamentösen Nachbehandlung.

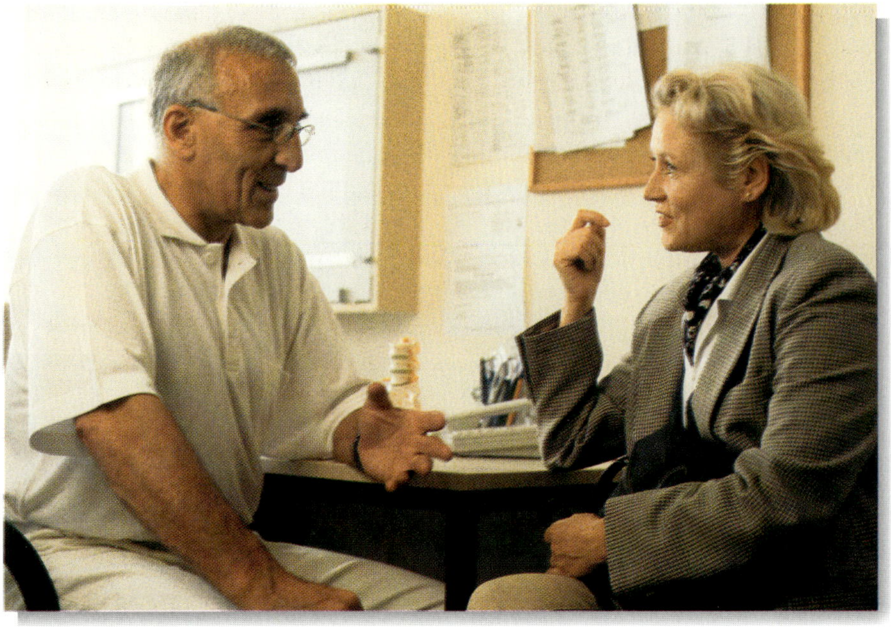

Das große Ziel engagierter Ärzte ist, jede Frau zu motivieren, regelmäßig an der Krebsvorsorge teilzunehmen

Obwohl die meisten Krebserkrankungen prinzipiell heilbar sind, werden aber tatsächlich nur viel zu wenige Krebspatienten und -patientinnen geheilt. Der Grund: Die Krankheit wird in den meisten Fällen erst in einem fortgeschrittenen Stadium erkannt. Dafür gibt es zwei Gründe.

Zum einen macht sich Krebs in seinen frühen Stadien einfach nicht bemerkbar. Er verursacht selten Schmerzen und wächst oft so, dass man ohne spezielle Untersuchungstechniken nichts erkennen kann. Diese Untersuchungstechniken können sein: Darmspiegelung, Magenspiegelung, Spiegelung der Bronchien, Bauchspiegelung, Computertomographie.

Das sind jedoch alles Maßnahmen, die man in der Regel erst ergreift, wenn man einen Grund dafür sieht, das heißt, wenn sich Symptome eingestellt haben, die auf eine Krebserkrankung möglicherweise hinweisen. Und gerade dann ist es oft schon verhältnismäßig spät, wenn nicht sogar zu spät. Der zweite Grund: Die angebotenen Vorsorgeuntersuchungen werden leider nicht in ausreichendem Maß wahrgenommen. Von den Frauen gehen nur etwa 35 Prozent, von Männern sogar weniger als 20 Prozent zu diesen Untersuchungen.

Hinzu kommt, dass zahlreiche Menschen auftretenden Beschwerden zu wenig Beachtung schenken. Sie bedenken oder wissen nicht, dass jede Blutung aus der Blase oder aus dem Darm Hinweis auf eine Krebserkrankung sein kann (nicht muss!).

Dies hat zur Folge, das oft etliche Zeit vergeht, bevor der oder die Betroffene sich an einen Arzt wendet – das heißt: die Krankheit wird »verschleppt«.

Nicht viel anders sieht die Situation bei Brustkrebs aus. Eine Tatsache, gegen die alle – gleich welchen Alters oder Geschlechts, ob durch mögliche Risikofaktoren gefährdet oder nicht – mit allen gebotenen Mitteln angehen sollten, ja müssen.

Früherkennung – das große Ziel

Es liegt also in der Eigenverantwortung eines jeden einzelnen Menschen in unserer medizinisch hoch entwickelten westlichen Welt, dazu beizutragen, wenigstens die rechtzeitig erkennbaren Krebserkrankungen früh genug diagnostizieren und behandeln zu lassen.
Diese Eigenverantwortung trägt auch jede Frau – auch für ihre Brust. Es ist das Ziel engagierter Ärzte, jede Frau darauf hinzuweisen, sie dafür zu sensibilisieren und zu motivieren.
Jeder von uns kann dazu beitragen, dass Ängste abgebaut und fundierte Informationen an Frauen des Freundes- und Bekanntenkreises weitergegeben werden.

Selbsterkennung und Vorsorge – Ihre Chance!

Sicher wird man nicht alle Krebserkrankungen früh genug erkennen können, auch dann nicht, wenn alle die Vorsorge wahrnehmen und alle sensibel auf die Veränderungen ihres Körpers achten.
Es gibt leider Formen, die sich einfach nicht früh erkennen lassen. Wenn diese Krebsarten früh genug erkannt und behandelt und dadurch dann geheilt werden, sind das oft Zufallsbefunde.
Aber gerade der Brustkrebs, die häufigste Krebserkrankung der Frau, ist früh erkennbar. Nutzen Sie das! Dann ist Brustkrebs heilbar!

Jeder von uns sollte zur Verbreitung der Erkenntnis beitragen: Brustkrebs ist heilbar, wenn er frühzeitig erkannt wird

Ein Ausblick

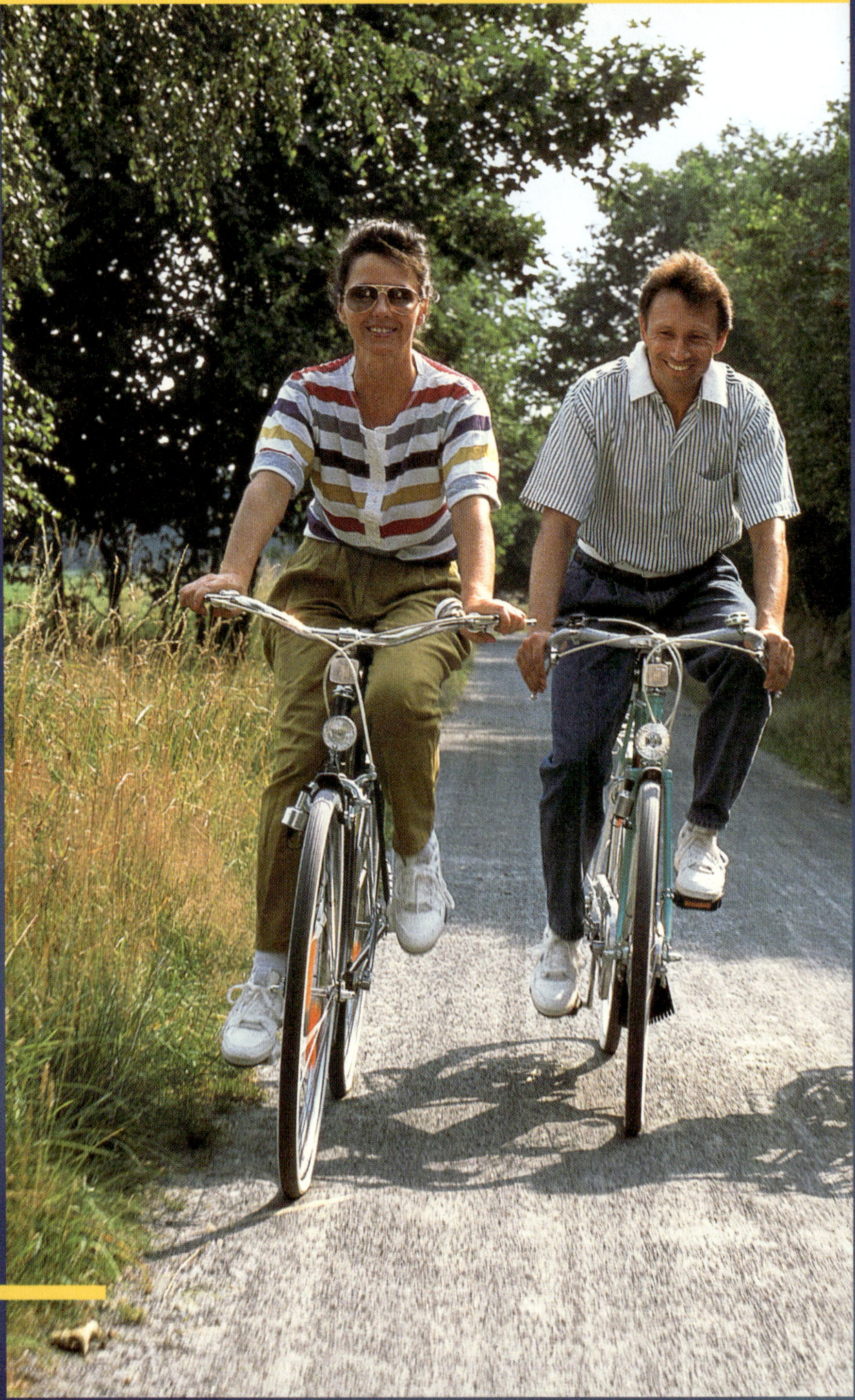

Was bringt die Zukunft?

Die medizinische Forschung geht Jahr um Jahr weiter, auch im Bereich der Krebsbehandlung, und dort wird dem Thema Brustkrebs eine besonders große Bedeutung beigemessen. Doch was ist reell, was kann man sich in naher und ferner Zukunft erhoffen? Einige Lichtstreifen zeichnen sich heute schon am Horizont ab, bis die darin aufleuchtenden Behandlungsmöglichkeiten sich mit dem gewünschten Erfolg verwirklichen lassen, werden jedoch wahrscheinlich noch einige Jahre vergehen.

Medikamentöse Therapie vor der Operation

Derzeit wird in klinischen Studien überprüft, ob Brustkrebs-Patientinnen davon profitieren, wenn bereits vor einer Operation eine Hormon- oder Chemotherapie erfolgt.
Die beiden Grundgedanken dabei sind, dass man durch diese Therapien einerseits die Krebszellen außerhalb des eigentlichen Tumors schon vor der Operation erreicht und weitgehend zerstören kann. Andererseits könnte man gleichzeitig aber auch den Tumor selbst verkleinern.
Diese Verfahrensweise hätte folgenden Vorteil: In den Fällen, in denen die Brust nach derzeitigem Stand des medizinischen Wissens und der praktischen Erfahrung abgenommen werden sollte, könnte häufig doch noch eine brusterhaltende Operation durchgeführt werden.
Ob sich durch die Vorbehandlung außerdem das Risiko einer Tumorausbreitung (Metastasierung) senken lässt, wird derzeit untersucht.
In bestimmten Fällen hat sich die Methode bereits bewährt: Immer dann, wenn Tumoren der Brust erst in einem verhältnismäßig fortgeschrittenen Stadium entdeckt werden, kann man sie durch eine Chemotherapie vor der Operation verkleinern und in etlichen Fällen so überhaupt erst operabel machen.
Inzwischen wurde sogar nachgewiesen, dass man auf diese Art und Weise noch mehr Frauen als bisher die Brust erhalten kann – ohne dadurch irgendeinen ungünstigen Einfluss auf den weiteren Verlauf der Erkrankung zu nehmen.

Die Forschung befasst sich zur Zeit mit einigen Behandlungsmöglichkeiten, deren Ziel es ist, noch mehr Frauen als bisher die Brust zu erhalten

Hochdosistherapie

Ein anderes aktuell untersuchtes Behandlungsverfahren ist die Hochdosistherapie. Dabei handelt es sich um eine Chemotherapie, bei der die bisher gültigen Grenzwerte, die bei der Dosierung der Zytostatika gelten, zum Teil deutlich überschritten werden.
Das hat allerdings zur Folge, dass diese Hochdosistherapie mit einschneidenden Nebenwirkungen einhergeht, vor allem mit einer weitgehenden Zerstörung des Knochen-

In der medizinischen Forschung wird dem Bereich der Krebsbehandlung und dort insbesondere dem Thema Brustkrebs große Bedeutung beigemessen

marks. Aus diesem Grunde muss gleichzeitig eine Knochenmarktransplantation erfolgen:
Der Patientin wird vor der Chemotherapie Knochenmark aus dem Beckenknochen entnommen. Das Knochenmark wird entsprechend aufbereitet und konserviert.
Im Anschluss an diese Entnahme erfolgt die Chemotherapie mit einer deutlich erhöhten Dosis.
Nach Beendigung dieser Behandlung ist das noch verbliebene Knochenmark weitgehend zerstört. Das bedeutet, es kann praktisch keine Blutbildung mehr stattfinden.
Jetzt erhält die Patientin ihr eigenes Knochenmark zurück. Diesen Vorgang bezeichnet man als autologe Transplantation. Infolgedessen gibt es keine Probleme mit dem Immunsystem, es erfolgen also keine Abstoßungsreaktionen.
Durch diese starke Erhöhung der Zytostatikadosierung erhofft man sich, die im Körper verteilten Tumorzellen besser und vollständiger beseitigen zu können.
Diese Art der Behandlung scheint vor allem sinnvoll zu sein bei Frauen vor den Wechseljahren, bei denen befallene Achsellymphknoten und weitere Risikofaktoren vorliegen, nicht aber Fernmetastasen.
Da die Nebenwirkungen sehr ausgeprägt sind und besondere Voraussetzungen notwendig sind, vor allem jedoch wegen der erforderlichen Knochenmarktransplantation, erfolgt diese Behandlung bisher nur in bestimmten Tumorkliniken im Rahmen klinischer Studien.

Inwieweit diese Behandlungsmethode sich im Lauf der nächsten Jahre durchsetzt und Standard wird, bleibt abzuwarten.
Inzwischen kann in vielen Fällen sogar auf die beschriebene »klassische« Knochenmarktransplantation verzichtet werden: Man gewinnt Zellen aus dem fließenden Blut, reichert sie an und transfundiert sie (nimmt eine Bluttransfusion vor).
Diese Zellen siedeln sich dann wieder im Bereich des Knochenmarks an, vermehren sich und übernehmen wieder die volle Funktion.

Behandlung mit Antikörpern gegen Krebszellen

Ein Konzept, das vor allem in den USA derzeit erprobt wird, ist die Behandlung mit Antikörpern, die gegen Bestandteile der Tumorzellen gerichtet sind. Diese Antikörper werden mittels einer Infusion gegeben.
Man erhofft sich davon eine selektive Zerstörung von Tumorzellen unter Schonung des gesunden Gewebes.
Es wird derzeit erforscht, wie diese Antikörper gestaltet sein müssen, in welcher Dosierung sie zu geben sind und worauf bei dieser Therapie insgesamt zu achten ist.
Bei diesem Verfahren handelt es sich um eine große Hoffnung im Bereich der Krebsbehandlung.
Zur Zeit steckt das Ganze aber noch im Anfangsstadium. Auch hier muss man abwarten, was die nächsten Jahre an greifbaren Ergebnissen bringen werden.

Gentherapie – die Therapie der Zukunft?

Nicht unerwähnt bleiben soll die Gentherapie, also die gezielte Beeinflussung der Erbanlagen in den Tumorzellen. Welche Rolle sie in Zukunft bei der Krebsbehandlung spielen kann oder wird, lässt sich heute noch nicht überschauen.
Mit dem Begriff der Gentherapie sind viele Ängste verbunden, manche begründet, viele eher unbegründet. Die Diskussionen wogen hin und her. Wobei man durchaus nachvollziehen kann, wenn vielen Menschen der Gedanke, dass Mediziner in die Erbanlagen eingreifen, nicht geheuer ist. Dass jedoch in diesem Bereich ein wesentliches Therapieprinzip der Zukunft liegt, lässt sich nicht leugnen bzw. sind heute schon viele Menschen – nicht nur die damit befassten Experten – überzeugt davon.
Man erhofft sich von der Gentherapie die Beherrschung vieler Krankheiten, die heute noch unheilbar sind, und man erhofft sich auch – und das nicht zuletzt – eine neue Waffe gegen den Krebs, insbesondere in fortgeschrittenen Stadien.
Bis aber eine erste gentherapeutische Krebsbehandlung erfolgt, wird sicherlich noch ein Jahrzehnt vergehen.

Anhang

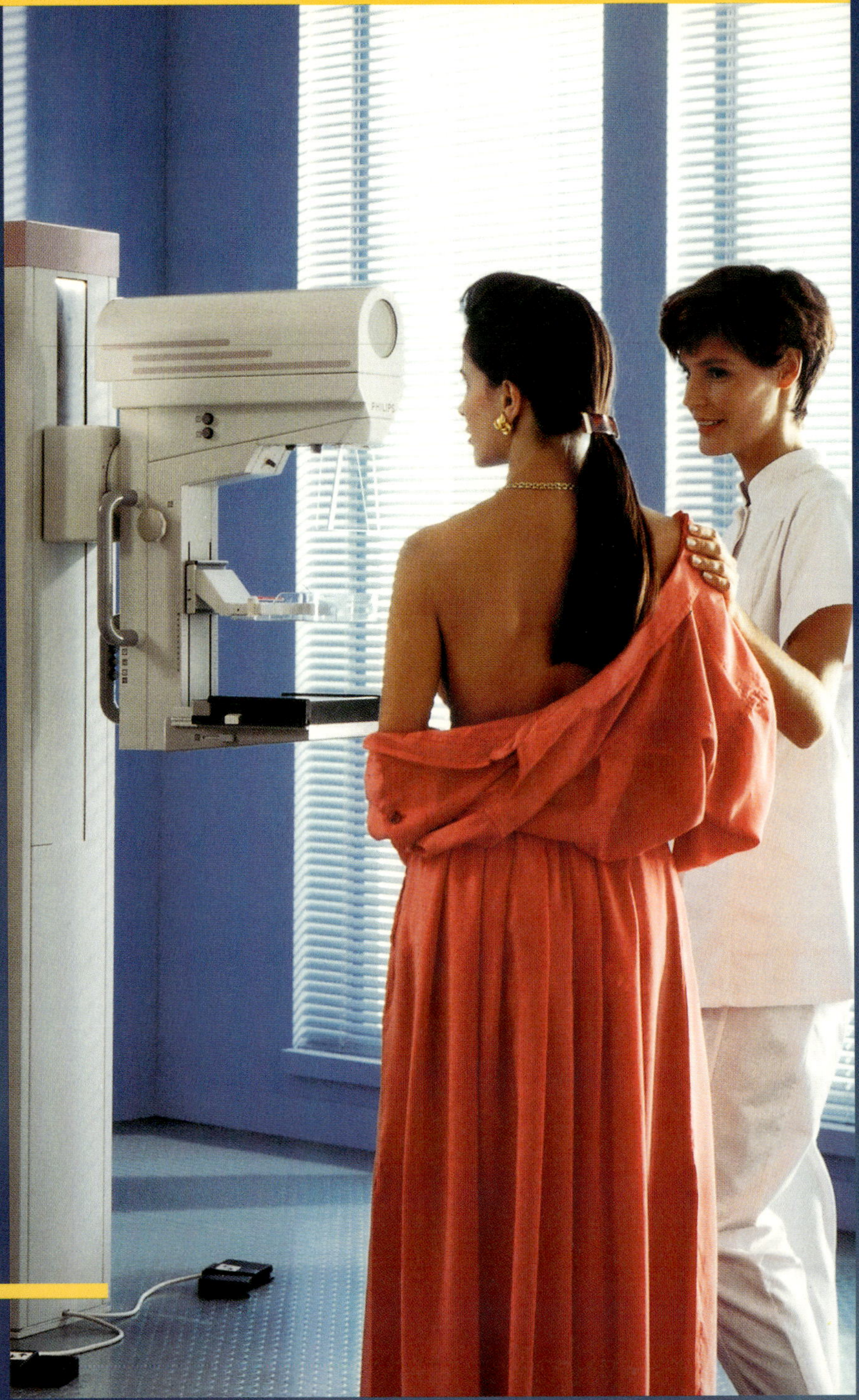

Erläuterung der Fachbegriffe

Im Zusammenhang mit dem Thema Brustkrebs tauchen unweigerlich Fachbegriffe auf, die nicht jedem geläufig sind, die sich aber im Bestreben um eine möglichst präzise Ausdrucksweise meist als unentbehrlich erweisen. Zum schnellen Nachschlagen werden hier die im Buch verwendeten und zum Teil erläuterten Begriffe in Kurzform dargestellt.

Ablatio (mammae)
Operative Abtragung (Entfernung) der Brust; mamma (lateinisch) = weibliche Brustdrüse.

Adjuvante Therapie
Unterstützende medikamentöse Behandlung zur Zerstörung möglicherweise im Körper verteilter Tumorzellen.

Antiemetika
Medikamente gegen Übelkeit und Erbrechen; sie werden angewandt bei zytostatischer Therapie und therapeutischer Bestrahlung.

Atypie
Veränderung des Gewebes oder der Zellen, die auf eine beginnende oder bestehende Bösartigkeit hinweist.

autonom
Eigenständig, unkontrolliert.

Biopsie
Entnahme einer Gewebsprobe, die dann auf verschiedene fallspezifische Weise untersucht werden kann.

CA 15-3
Tumormarker; Eiweiß im Blut, das auf ein Wachstum eines Brustkrebses hinweisen kann.

Chromosomen
Träger der Erbanlagen.

Endorphine
Sammelbezeichnung für Substanzen, die im Körper gebildet werden und eine bedeutende schmerzlindernde Wirkung haben.

Enkephaline
Vom Körper gebildete Substanzen, die eine schmerzlindernde Wirkung haben.

Enzyme
Eiweiße, die jeweils ganz bestimmte biochemische Reaktionen im Körper auslösen und unterstützen.

Enzymtherapie
Ist eine naturheilkundliche Behandlungsmethode, die nach (unbedingt schulmedizinisch) erfolgter Krebsbehandlung zur Stärkung des Immunsystems eingesetzt werden kann.

Epithelgewebe
Oberflächengewebe, oberste Zellschicht des Haut- und Schleimhautgewebes. Bösartige Tumoren, die von

diesen Zellen ausgehen, nennt man Karzinome.

Exzision
Ausschneiden von Gewebsveränderungen; exidieren = etwas aus dem Körper herausschneiden; eine Geschwulst zum Beispiel wird exidiert.

Filialisierung
Bildung von Tochtergeschwülsten; von filia (lateinisch) = die Tochter.

Galaktographie
Darstellung der Milchgänge der Brust (Röntgenverfahren).

Gene
Erbanlagen.

Gestagene
Hormone, die ähnlich wie das Gelbkörperhormon (Progesteron) der Frau wirken.

Histologie
Lehre vom Aufbau der Gewebe des Körpers; mikroskopische Beobachtung von normalen und kranken Zellen und Geweben.

Implantat
künstlicher Ersatz für verloren gegangenes oder entferntes Körpergewebe.

Invasion
Allgemein: eindringen; im Zusammenhang mit Krebs das Eindringen von Tumorzellen in andere Gewebe bzw. Organe.

Kanzerogen
Substanz, die eine Krebserkrankung auslösen kann.

Karzinom
Krebs; bösartige Geschwulst, die vom Oberflächengewebe (Epithelgewebe) ausgeht.

Klimakterium
Wechseljahre der Frau.

Lymphdrainage
Massage, die den Lymphabfluss mechanisch unterstützen soll.

Lymphödem
Schwellung durch Stau der Lymphflüssigkeit.

Mammakarzinom
Brustkrebs (lateinisch mamma = Brustdrüse).

Mammasonographie
Ultraschalluntersuchung der Brust.

Mammographie
Röntgenuntersuchung der Brust.

Mastektomie
Operative Entfernung der Brust.

Mastopathie
Gutartige Gewebsveränderung der Brustdrüse.

Menarche
Erste Regelblutung, auch Menstruation genannt, im Leben eines Mädchens.

Menopause
Letzte Regelblutung; Aufhören der Menstruation im Klimakterium; der Menstruationszyklus setzt meist nicht plötzlich aus, sondern wird unregelmäßig und hört erst dann ganz auf.

Metastase
Tochtergeschwulst; Absiedlung.

Metastasierung
Tumorausbreitung von der Ursprungsstelle in andere Bereiche des Körpers; Bildung von Tochtergeschwülsten.

Mutation
Plötzliche Veränderung der Erbanlagen einer Zelle.

Östrogene
Allgemeine Bezeichnung für eine große Gruppe weiblicher Geschlechtshormone; werden normalerweise von den Eierstöcken gebildet.

Pathologische Fraktur
Knochenbruch, der nicht durch einen entsprechenden Unfall hervorgerufen wurde.

Pneumozystographie
Röntgendarstellung von Zysten durch Absaugen der Zystenflüssigkeit und Einspritzen von Luft.

postmenopausal
Nach den Wechseljahren.

prämenopausal
Vor den Wechseljahren.

Remission
Zurückbildung einer Krankheit.

Rezidiv
Erneutes Auftreten einer behandelten Erkrankung.

Sarkom
Bösartige Geschwulst, ausgehend von Bindegewebe (Knochen, Muskeln, Sehnen, Fettgewebe).

Sonographie
Ultraschalluntersuchung.

Tumormarker
Körpereigene Eiweiße, die von Tumoren gebildet werden können und dann auf das Tumorwachstum hinweisen; liefert jedoch keine absolut sicheren Aussagen.

Xeroradiographie
Untersuchung der Brust mit selenbeschichteten Platten unter Anwendung von Röntgenstrahlen; ähnlich der Mammographie.

Zyste
Flüssigkeitsgefüllter Hohlraum im Gewebe.

Zytologie
Lehre vom Aufbau der Zellen des Körpers.

Zytostatika
Substanzen, die das Wachstum und die Vermehrung von Zellen stören; Medikamente, die in der Chemotherapie eingesetzt werden.

Nützliche Adressen

Frauenselbsthilfe nach Krebs

Bundesverband e. V.
B6, 10/11
68159 Mannheim

Baden-Württemberg e. V.
Marktplatz 10
78647 Trossingen

Brandenburg e. V.
Kirschblütenweg 4
15370 Fredersdorf

Hessen e. V.
Schloßgartenplatz 14
64289 Darmstadt

Mecklenburg-Vorpommern e. V.
Herweghstr. 16
18055 Rostock

Niedersachsen e. V.
Auf der Höhe 30
37444 St. Andreasberg

Nordrhein-Westfalen e. V.
Oemberg 53
45481 Mülheim

Rheinland-Pfalz e. V.
Am Griesböhl 24
66994 Dahn

Sachsen e. V.
Oberweg 3
04758 Collm

Sachsen-Anhalt e. V.
Hobuschgasse 5
06844 Dessau

Thüringen e. V.
C.-v.-Brueger-Straße 22
07749 Jena

Hinweis
Vereine, Verbände und Selbsthilfegruppen arbeiten häufig ehrenamtlich, deshalb sollten Sie Ihrer Anfrage einen frankierten Rückumschlag beifügen.

Information
Deutsche Krebshilfe e. V.
Thomas-Mann-Str. 40
53111 Bonn

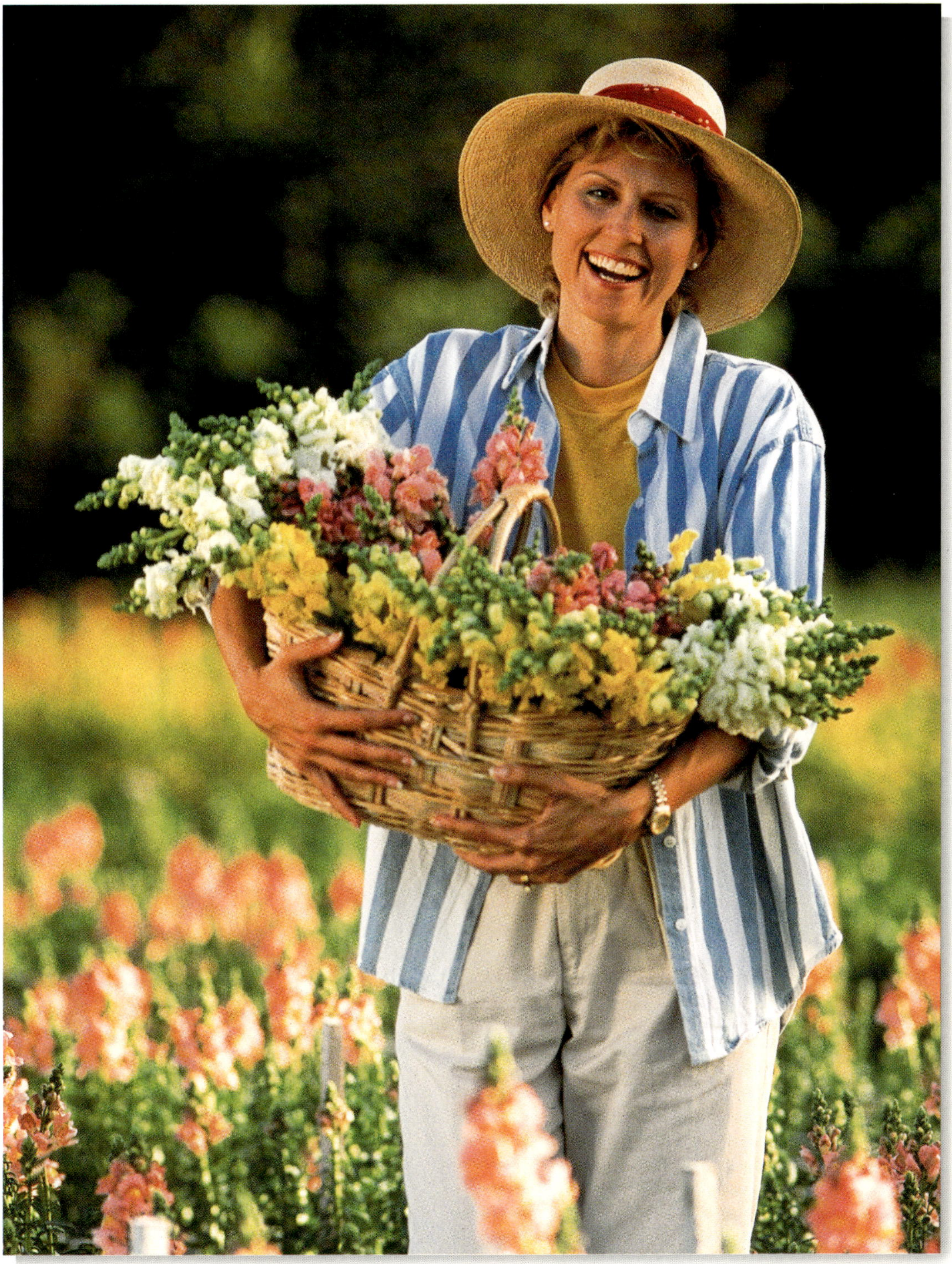

Register

Im FALKEN Verlag sind zahlreiche Titel erschienen, die im Zusammenhang mit dem vorliegenden Buch sehr hilfreich sein können, so zum Beispiel zum Thema »Gesunde Ernährung«. Bitte fragen Sie danach in Ihrer Buchhandlung.

Dieses Buch wurde auf chlorfrei gebleichtem und säurefreiem Papier gedruckt.

Der Text dieses Buches entspricht den Regeln der neuen deutschen Rechtschreibung.

ISBN 3 8068 1877 0

Umschlaggestaltung: Elisabeth Berthauer
Layout: Hartmut Steinebrunner, Frankfurt/M.
Redaktion: Redaktionsbüro Weinberger, München
Bildbeschaffung: Dr. Ruth Leners
Titelbild: Helga Lade Fotoagentur, Frankfurt/M.
Foto Umschlagrückseite: ZEFA, H. G. Rossi, Düsseldorf
Fotos: Bildarchiv Huber, Garmisch-Partenkirchen: S. 46 (Radelt); **Focus,** Hamburg: S. 14; **IFA-BILDERTEAM,** München: S. 89 (Int. Stock); **U. Niehoff,** Bienenbüttel: S. 49, 66, 72, 74; **Okapia**, Frankfurt/Main: S. 10 (A. u. H.-F. Michler); 11 (M. Abbey); 16 (A. Tsiaras/**PR** Science Source); 36 (L. Mulvehill); **Dr. L. Reinbacher,** Kempten: S. 22, 23 o., u., 40; **Reinhard-Tierfoto,** Heiligkreuzsteinach: S. 4, 62; **Silvestris Fotoservice,** Kastl, Obb.: S. 1, 57 (R. Scholz); 2, 32; 8 (Kuchelbauer); 54 (S. Kerscher); 58 (P. Genson); **Tony Stone,** München: S. 5, 18 (W. Hodges); 29 (B. Ayres); 45 (D. Durfee); 52 (B. Thomas); 71 (C. Bissel); **WDV Wirtschaftsdienst,** Bad Homburg v.d.H.: S. 15 (E. Toncar); 20 (M. Stalter); 68 (H. Erbelding); 78 (F. Blümler),
FALKEN Archiv: S. 34, 51, 60, 70, 80 (Studio Team Zöltsch); 65 (TLC); folgende Bilder wurden dem FALKEN Verlag freundlicherweise zur Verfügung gestellt von: AMOENA, Raubling: S. 41, 42; PHILIPS MEDIZIN SYSTEME, Hamburg: S. 25, 84; SIEMENS AG, BEREICH MEDIZINTECHNIK, Erlangen: S. 26

Satz: Redaktionsbüro Weinberger, München
Druck: Bonitas-Bauer GmbH & Co. KG, Würzburg

817 2635 4453 6271